Terapias naturales contra el estrés y la ansiedad

Thalia Blair

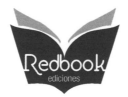

Terapias naturales contra el estrés y la ansiedad

Thalia Blair

© 2017, Thalia Blair
© 2017, Redbook Ediciones, s. l., Barcelona

Diseño de cubierta: Regina Richling
Ilustración de cubierta: Shutterstock
Diseño interior: Regina Richling

ISBN: 978-84-9917-466-2
Depósito legal: B-11.317-2017

Impreso por Sagrafic, Plaza Urquinaona, 14 7º 3ª, 08010 Barcelona

Impreso en España – *Printed in Spain*

Índice

Introducción

La vida es un estado mental..., la edad es un estado mental..., la salud es un estado mental... De acuerdo con estas típicas frases, la mente soporta una gran responsabilidad en este mundo. Realmente, es la esencia de la vida y determina el bienestar individual o la salud.

La medicina natural ofrece una variedad de terapias para diferentes tipos de enfermedad. Lo que todas comparten y que las diferencia de la medicina tradicional, es una aproximación holística. Los médicos naturistas consideran a toda la persona –mente y cuerpo– en el diagnóstico y tratamiento de pacientes, y sus terapias también respetan esta intención.

Por su énfasis en la conexión entre el cuerpo y la mente, las terapias de la medicina natural pueden ser efectivas en el tratamiento de enfermedades mentales como la ansiedad y la depresión. El principal objetivo es cuidar la mente antes de que se desarrolle la enfermedad.

Una intensa y positiva actitud mental promueve un cuerpo más sano. Una mente y un cuerpo sanos permiten experimentar la vida al máximo y autorrealizarse. Este concepto, defendido por el psicólogo humanista Abraham Maslow, se refiere al potencial de una persona para cumplir sus sueños, deseos y esperanzas. La gente sana es más capaz de usar su energía creativa para alcanzar vidas productivas y satisfactorias.

Además de tratar la mente y el bienestar global, este libro explora tratamientos de medicina natural para estados mentales específicos. Abarca los efectos del estrés en la salud –cómo afecta a la mente y al cuerpo suprimiendo el sistema inmunológico– y las maneras de afrontarlo en su vida cotidiana. También aborda los orígenes de la ansiedad y la depresión, dos de los problemas mentales más difundidos en la sociedad contemporánea, y ofrece información sobre tratamientos seguros y efectivos para superarlos.

Desgraciadamente, muchas de las personas que padecen enfermedades mentales no buscan o no reciben ayuda adecuada para sus problemas, generalmente a causa de una ignorancia omnipresente en nuestra sociedad. La enfermedad mental parece estar envuelta en un velo de misterio y vergüenza, como si representase alguna debilidad de carácter por parte de la víctima. Pero lo importante es comprender y recordar siempre que las enfermedades mentales no son distintas de una enfermedad del corazón o una úlcera. Tienen bases fisiológicas, y a veces pueden ser tratadas como las enfermedades físicas.

De hecho, a veces las enfermedades mentales como la ansiedad y la depresión son causadas por disfunciones físicas o desequilibrios químicos en el cuerpo. Factores ambientales y psicológicos, como el estrés u otros traumas emocionales, también juegan un papel a la hora de provocar o perpetuar estos desequilibrios de la bioquímica corporal.

En nuestra sociedad son muy comunes enfermedades relacionadas con el estrés, la ansiedad y la depresión en particular, y sus síntomas son a menudo ignorados o mal diagnosticados. Tanto los doctores como los pacientes necesitan ser más conscientes de los síntomas de una enfermedad mental y de cómo pueden ser tratados. Como sociedad, necesitamos educarnos a nosotros mismos sobre la enfermedad mental para desterrar la ignorancia y la estigmatización relacionados con ella. Solo de este modo podremos crear un entorno más sano para todos.

La medicina tradicional trata la ansiedad y la depresión con combinaciones de psicoterapia y medicamentos. Las psicoterapias van del psicoanálisis al behaviorismo, del individuo a los grupos, y del habla a la acción concreta. La psicoterapia es un tratamiento natural inocuo y útil para el paciente.

Desde los años cincuenta, cuando salieron al mercado los primeros neurolépticos eficaces, las compañías farmacéuticas han avanzado mucho en el descubrimiento y fabricación de medicamentos para tratar numerosas enfermedades mentales. Muchos de estos medicamentos, a pesar de ser eficaces, conllevan el riesgo de graves efectos secundarios. Los medicamentos son esenciales en el tratamiento de diversas enfermedades mentales como la depresión aguda, desórdenes bipolares y esquizofrenia. El peligro reside en los casos que no los requieren necesariamente. La tendencia de la medicina convencional en su conjunto es prescribir píldoras mágicas que alivien los síntomas del paciente. Pero es importante tener en cuenta a todo el individuo –su trabajo, estilo de vida, hábitos, dieta, etc.– para determinar las causas profundas de la enfermedad. En los casos de la ansiedad y la depresión leves, las causas a menudo pueden ser aliviadas sin medicamentos, con solo unos ajustes en la vida cotidiana. En tales circunstancias, los medicamentos simplemente ocultan los síntomas sin tocar las verdaderas causas subyacentes.

La mayoría de enfermedades mentales requieren alguna forma de psicoterapia. Aunque la medicación pueda ser esencial para algunas personas y enfermedades, los tratamientos naturales presentados en este libro son complementos beneficiosos de la medicina convencional.

La medicina oriental, las terapias físicas, la hidroterapia y el ejercicio juegan todos un papel vital en la reducción de la tensión y el estrés. Los tónicos homeopáticos y de hierbas pueden ayudar a restaurar el equilibrio de la bioquímica corporal. La buena alimentación es, obviamente, otra llave para reforzar la salud en su conjunto.

Este volumen le ayudará a comprender mejor la conexión entre la mente y el cuerpo. Explora las maneras cómo la mente afecta a la salud física, y aborda tratamientos alternativos para enfermedades mentales específicas. Combinadas con la medicina convencional, estas terapias naturales pueden ayudarle a conseguir una curación máxima, y a promover y mantener un bienestar total.

¿Cómo se desarrolla una buena salud mental?

¿Qué es la salud mental? ¿Qué significa estar mentalmente enfermo? ¿Cómo se desarrolla una enfermedad mental? La psicología o estudio de la mente es una ciencia fascinante pero imprecisa. Aunque es difícil determinar la causa exacta de muchas enfermedades mentales, la mayoría de psicólogos y médicos naturistas creen que en el desarrollo de los desórdenes mentales están implicados factores fisiológicos, sociales, genéticos y ambientales.

Desde los años cincuenta, han tenido lugar enormes progresos tanto en la comprensión de estos factores como en el desarrollo de medicamentos para controlar los desequilibrios bioquímicos. En algunos casos, la medicación es necesaria para corregir aspectos biológicos de los desórdenes mentales. En otros, solo es necesaria una reducción de los factores de estrés. La medicina natural, utilizada en solitario o como complemento de los tratamientos médicos tradicionales, puede en algunos casos restaurar su equilibrio biológico y psicológico con el fin de mejorar su estado.

Aunque la medicina alopática admite cada vez más la conexión entre la mente y el cuerpo, la medicina natural ha reconocido desde siempre la importancia de la mente y su papel en la salud. De hecho, es la mente –el nivel más profundo de la existencia– lo primero que se debe tratar cuando intenta curarse de cualquier enfermedad, física o mental.

La mente es crucial a nivel fisiológico y psicológico. Se encarna en el cerebro, los nervios y las hormonas cuyo desequilibrio perturba la mente.

A veces, los factores fisiológicos o psicosociales como el aprendizaje precoz, el condicionamiento y el estrés pueden desencadenar desequilibrios biológicos. La medicina natural, al ser holística, trata tanto los factores psicológicos como psicosociales de la enfermedad mental, ya sea en solitario o en combinación con los medicamentos tradicionales. La gente sana también puede recurrir a varios tratamientos alternativos para prevenir el desarrollo de desórdenes mentales.

La historia de la enfermedad mental

Las referencias más antiguas a la conducta pueden encontrarse en la Biblia, los escritos de Platón y el rey babilonio Hammurabi (1750 a. de C.). En todas se señala a los espíritus como la causa de anormalidad.

Esta creencia perduró desde tiempos de Hammurabi hasta el siglo XVIII, y el tratamiento para expulsar a los espíritus malignos incluía cánticos, oraciones y purgantes para inducir el vómito. En la Edad Media (entre los años 500 y 1500) la Iglesia católica publicó el *Martillo de hechiceros* (*Malleus Maleficarum* en latín) con detalladas descripciones de exorcismos. Estos procedimientos, destinados a expulsar al demonio de una persona poseída, empezaban con oraciones e incluían eventualmente la tortura si el tratamiento no funcionaba.

Si la tortura tenía éxito, la persona era enviada a la hoguera para salvar su alma del diablo. Hipócrates fue uno de los primeros médicos que afirmó que los desequilibros biológicos —y no los demonios— producían enfermedades mentales. Creía que el cuerpo estaba compuesto de cuatro fluidos o humores —sangre, flema, bilis negra y bilis amarilla— cuyos desequilibrios eran la causa de los problemas. Aunque esta teoría se demostró falsa, anticipó otras sobre las causas físicas de las enfermedades mentales.

A principios del siglo pasado, el médico alemán Richard von Krafft–Ebing descubrió que un desorden psicológico agudo denominado «paresia» era una etapa tardía de la sífilis. De este modo, se estableció la causa física de un desorden mental. Hasta entonces los médicos evitaban cualquier contacto con las enfermedades mentales, pero a partir de esta nueva evidencia sobre sus causas biológicas, se implicaron más en el tratamiento de enfermos mentales. Los médicos empezaron a ser nombrados al frente de instituciones mentales, y se instituyó la práctica de la psiquiatría.

Sin embargo, las causas biológicas de otras enfermedades mentales no quedaron tan claras como la de la paresia. A pesar de las evidentes diferencias entre las personas mentalmente sanas y enfermas, es difícil precisar las causas físicas de los desórdenes mentales, y los científicos más modernos creen que también los factores psicológicos están implicados.

Pitágoras, el padre griego de la geometría, creía en las causas psicológicas de la enfermedad mental. Enviaba a sus pacientes a templos donde descansar, practicar ejercicio y comer adecuadamente. También reconocía el valor terapéutico del habla, y daba a la gente la oportunidad de charlar con él para comprender sus problemas y aconsejarles sobre cómo mejorar sus vidas. A través del tiempo, han surgido otras conjeturas sobre los factores psicológicos implicados en comportamientos anormales, pero estas ideas no fueron reconocidas hasta que Sigmund Freud formuló sus teorías sobre el desarrollo de la personalidad y el comportamiento consciente e inconsciente.

Como Pitágoras, los médicos naturistas reconocen la importancia de los factores psicosociales y ambientales en el desarrollo de la enfermedad mental. El estrés, la ansiedad, los miedos irracionales, las alteraciones del sueño y la depresión son desórdenes que usted puede controlar o prevenir con un correcto cuidado de su mente. La psicoterapia, la biorretroalimentación, las técnicas de relajación, las hierbas medicinales y otros tratamientos alternativos pueden ayudarle a superar problemas mentales y afrontar sus causas.

Consideraciones sociales y ambientales que pueden enfermar la mente

La salud mental se caracteriza por la capacidad de afrontar una amplia gama de situaciones que van de la alegría a la tristeza, de lo agradable a lo trágico. Si en el transcurso de su vida ha desarrollado modos efectivos de dominar el estrés –o si es capaz de localizar y eliminar sus causas cuando surge– probablemente es una persona mentalmente sana. Sin embargo, si no ha aprendido maneras de controlarlo, puede experimentar formas de pensar, sentimientos o comportamientos que le impidan vivir una vida productiva y feliz.

Su mente puede enfermar como resultado de ciertas condiciones sociales y ambientales. La educación que recibió, las relaciones con sus padres y hermanos, la manera como aprendió a pensar y a comportarse, pueden afectar a su vida de adulto. Por ejemplo, si sus padres le exigían y criticaban mucho, como adulto puede ser un perfeccionista o trabajador incansable, demasiado exigente consigo mismo, obsesionado por triunfar y ser el mejor en todo lo que haga. Si no soluciona este estrés autoinfligido, puede padecer problemas de ansiedad o depresión.

Del mismo modo, considere las actitudes de sus padres durante su infancia: si se preocupaban demasiado o eran el tipo de gente que siempre ve la botella medio vacía, quizás también tienda a pensar negativamente; si se peleaban sin cesar, probablemente habrá aprendido que esa es la manera de solucionar problemas y conflictos, y si padeció abusos físicos o emocionales, según los investigadores tiene más posibilidades de cometer abusos. Así, el tipo de entorno y atmósfera en el que creció tiene un profundo efecto en el modo como piensa y se comporta.

La socialización es otro factor crucial que contribuye a la salud mental y la adaptabilidad. ¿Ha hecho siempre amigos con facilidad, o es un solitario? ¿Le apoyaban sus padres durante su infancia y adolescencia? ¿Estableció relaciones sólidas con otros miembros de la familia? Es importante tener una red de amistades para afrontarlas dificultades y celebrar los triunfos. Si no tuvo un sólido apoyo familiar siendo niño, puede convertirse en un adulto retraído. Quizás sienta que lo más importante es ser independiente y no sea capaz de pedir ayuda a los demás. Este tipo de aislamiento social o distanciamiento puede contribuir al desarrollo de problemas emocionales o mentales.

Por último, la mente también puede enfermar a causa de las dolencias o accidentes físicos. Por ejemplo, una lesión cerebral, debida a un golpe o trauma severo en la cabeza, puede desencadenar problemas mentales como inestabilidad emocional, pérdida de control sobre el comportamiento o fallos de memoria, según el área del cerebro afectada. La enfermedad de Parkinson, el sida, la enfermedad de Alzheimer y el hipertiroidismo son dolencias que pueden afectar al cerebro y causar desequilibrios mentales.

Las causas precisas de los desórdenes mentales no son conocidas, pero está claro que en su desarrollo están implicados una combinación de factores sociales, ambientales y biológicos. Aunque no pueda cambiar o borrar las experiencias pasadas que han conformado su estado mental actual, sin duda puede aprender a cambiar su comportamiento, su manera de pensar y de dominar el estrés, para recuperar o mantener una buena salud mental. Cuando su mente enferma de algún modo –ya sea un simple estrés o un problema más severo– todo su ser se resiente. La medicina holística, que comprende la importancia y vitalidad de la mente, ofrece una amplia gama de tratamientos para conservar la salud.

Un misterio llamado mente

Para entender la enfermedad mental y sus tratamientos, es esencial abordar primero el extenso tema de la mente. ¿Qué es la mente? ¿Cuándo y dónde empieza a funcionar? A pesar del conocimiento y la tecnología actuales, la mente sigue siendo un misterio incluso para los más astutos médicos y filósofos. Los médicos chinos ven la mente como chi, los homeópatas lo llaman «nuestra fuerza vital». Podemos empezar a desenmarañar el misterio de la mente considerando cómo se encarna en el cerebro.

En el habla común, utilizamos la palabra «mente» para referirnos a cosas como la cognición, la memoria, los sentimientos, la inteligencia, la razón, la percepción y el juicio. El cerebro, eso que la mente necesita para funcionar, está relacionado con las hormonas y neuronas extendidas por el cuerpo. Pero la mente parece habitar el cuerpo entero, en sentido físico y espiritual.

Puede concebir la mente desde un punto de vista fisiológico, como encarnada en el cerebro y el sistema nervioso, o metafísico, como energía

17

que se difunde por el cuerpo y hace de nosotros individuos únicos. Sea cual sea su forma de definirla, está claro que juega un papel fundamental tanto en las enfermedades físicas como en las mentales, un papel que la medicina natural considera el más importante.

La mente, o el nivel más profundo del ser, es la base de la salud, y si uno cae enfermo, puede desarrollar síntomas tanto físicos como psicológicos. Para los naturistas, examinar la salud mental es imprescindible para lograr un bienestar global.

Para entender del todo los conceptos de mente y enfermedad mental, es necesario explorar los componentes fisiológicos: el cerebro, el resto de sistemas nerviosos y el sistema endocrino.

El cerebro

El cerebro es una compleja masa de células nerviosas o neuronas, que tienen la capacidad de pensar, calcular, sentir, regular y comunicar. Aunque está compuesto de partes especializadas, todas ellas trabajan como una sola unidad.

El cerebro posterior es la parte más baja del cerebro, situada en la base del cráneo. Es responsable de las funciones rutinarias que mantienen al cuerpo en funcionamiento. Está compuesto por la médula (esa protuberancia al final de la espina dorsal que controla la respiración; los reflejos) y el cerebelo (una masa tras la médula que mantiene la coordinación y tono muscular).

El cerebro medio es una pequeña área situada encima del cerebro posterior, sirve de transmisor de los mensajes que provienen de los ojos y oídos. El cerebro frontal, que ocupa la mayor parte del cráneo incluye el tálamo, el hipotálamo y el córtex cerebral. El tálamo dirige los mensajes del cuerpo a las partes apropiadas del cerebro. El hipotálamo está implicado en el movimiento, las emociones y el funcionamiento involuntario de los órganos internos. Es especialmente importante en la regulación de la temperatura del cuerpo, el sueño, la actividad de la glándula endocrina, las secreciones del estómago y los intestinos, y el ritmo cardíaco. El córtex cerebral, que controla la experiencia consciente y la inteligencia, está implicado en el sistema nervioso voluntario. Se divide en dos mitades o hemisferios, unidos por una estructura que facilita su comunicación: el *corpus callosum*.

El sistema nervioso

El cerebro es el mayor órgano del sistema nervioso. Está conectado a un grueso haz de nervios, la médula espinal, que corre a lo largo de la columna dorsal. Los nervios, que se ramifican a partir de la médula espinal hacia todas las partes del cuerpo, llevan mensajes del cuerpo al cerebro y viceversa. El cerebro y la médula espinal constituyen el sistema nervioso central, y los nervios que se ramifican a partir de la médula, el sistema nervioso periférico. Los nervios se componen de células llamadas neuronas, que transmiten los mensajes de un modo fascinante.

Cada neurona está compuesta de un cuerpo celular, dendritas (ramificaciones que reciben mensajes de otra neurona y los transmiten al cuerpo celular) y un axón (estructura que sobresale del cuerpo de la célula y transmite mensajes a la próxima neurona a través de impulsos eléctricos). Las dendritas y axones están recubiertos de una capa denominada vaina de mielina, que aísla la neurona y facilita la transmisión de los impulsos eléctricos. La transmisión puede acelerarse permitiendo que los impulsos salten a través de los orificios en la vaina, en vez de recorrer toda la neurona.

Las neuronas no están directamente conectadas sino encadenadas. Los impulsos eléctricos pasan a través del espacio entre neuronas, denominado «sinapsis». La facilidad con que lo hacen depende de los neurotransmisores: sustancias químicas liberadas por dendritas que estimulan las de la siguiente neurona para que el impulso se transmita por esta.

Hay diferentes neurotransmisores funcionando en diversas partes del cerebro. Algunos, son excitantes: permiten que la neurona transmita el impulso eléctrico; otros, son inhibidores: dificultan la transmisión. Dada la especificidad de la acción de los neurotransmisores en el cerebro, la medicación ha tenido éxito tratando sus desequilibrios, particularmente en desórdenes mentales como la depresión y la ansiedad.

El término general «sistema nervioso» se refiere realmente a dos sistemas: el voluntario, que controla los procesos voluntarios y conscientes como el movimiento y el lenguaje, y el autónomo o involuntario, que controla las acciones de los órganos internos como el latido cardiaco, la respiración, la digestión, el sudor, el impulso sexual y las emociones. Por ello, en un estado emocional extremo siempre hay un componente físico: taquicardia, dolores de cabeza o estómago.

Durante un período de intensa emoción, el sistema nervioso autónomo se excede, desequilibrando varios órganos.

Los sistemas nerviosos voluntario y autónomo están conectados al cerebro de tal modo que los pensamientos pueden influir en las emociones y viceversa. Aunque el sistema autónomo es difícil de controlar conscientemente, puede lograrlo si regula sus emociones y relaja el cuerpo. Puede aprender a controlar algunas de esas funciones mediante la biorretroalimentación.

El sistema endocrino

Ya hemos explicado cómo el sistema nervioso transmite mensajes a través del cuerpo, pero ¿qué son exactamente estos mensajes? ¿De qué se componen? La respuesta reside en las sustancias químicas conocidas como hormonas.

El sistema endocrino abarca todas las glándulas que segregan hormonas (mensajeros químicos que controlan los órganos internos).

Las glándulas suprarrenales segregan epinefrina, que acelera el ritmo cardiaco, y norapinefrina, que aumenta la presión sanguínea, estimula el metabolismo, aminora la velocidad de la digestión, y hace que el hígado libere en el flujo sanguíneo el azúcar almacenado. Cuando sufre estrés para que su cuerpo pueda afrontar las causas, las glándulas suprarrenales aumentan la producción de estas hormonas.

Los islotes de Langerhans, glándulas incluidas en el páncreas, regulan el azúcar de la sangre a través de dos hormonas: el glucagón, que estimula el hígado para convertir la sangre almacenada en azúcar sanguínea y verterla al flujo sanguíneo, y la insulina, que reduce la cantidad de azúcar en la sangre al facilitar su absorción por parte de las células. El nivel de azúcar en la sangre es un importante factor que determina la sensación de energía que tenga una persona.

La glándula tiroidea, situada bajo la caja vocálica, regula el metabolismo y segrega tiroxina: una hormona necesaria para el adecuado desarrollo mental de los niños. En los adultos, controla el peso y la actividad. Cuatro pequeñas glándulas paratiroideas dentro del tiroides segregan paratormona, necesaria para el correcto funcionamiento del sistema nervioso.

La glándula pituitaria, situada cerca de la cúspide del cerebro, tiene quizás el trabajo más importante: segrega hormonas que regulan la actividad de las demás glándulas, la presión sanguínea, la sed y el crecimiento.

El desarrollo del cerebro y la mente

El cerebro despunta mientras el cuerpo humano crece en el útero y se desarrolla en el transcurso de toda la vida. Cuando una persona nace, es cuando su cerebro contiene más células nerviosas; a partir de entonces, estas se consumirán progresivamente. También tiene lugar una lenta desaparición de neurotransmisores y de conexiones entre las neuronas. A medida que uno envejece, se envían menos mensajes, porque hay menos neurotransmisores para transmitirlos y menos receptores para recibirlos. Aunque se puede funcionar con cada vez menos neuronas, el funcionamiento se vuelve menos eficiente.

Para compensar la pérdida de neuronas, en las células sanas del cerebro crecen más dendritas o ramificaciones nerviosas para favorecer la comunicación entre ellas. Si bien hay menos neuronas, se vuelven más activas y establecen nuevas conexiones. A medida que una persona crece y se desarrolla, pierde células, pero el cerebro se adapta para sacar el mayor partido de las que quedan.

Aunque estas pérdidas aumentan con la edad, el intelecto permanece intacto. La inteligencia cristalizada –vocabulario, comprensión y conocimiento global– no declina mucho con el envejecimiento del cerebro. Sin

21

embargo, la inteligencia fluida –conservación de la memoria y habilidad para procesar información rápidamente– se ve afectada por la edad. A medida que envejece, sus reacciones son más lentas, no recuerda la información tan bien como antes y la procesa más despacio. La resistencia, la fuerza y la coordinación también suelen disminuir. No obstante, cada individuo experimenta la edad de modo diferente. Aunque las funciones, capacidades y habilidades disminuyen, la mente, que es flexible y adaptable, puede utilizar la experiencia y sabiduría acumulada para compensar esas pérdidas.

En este sentido, la edad es solo un estado mental. Algunas enfermedades pueden perjudicar el cerebro durante el proceso normal de envejecimiento. En ese caso, puede volverse despistado y torpe, hablar de modo incoherente, y ser incapaz de reconocer a los demás. Estos son algunos de los síntomas de la demencia, que afecta aproximadamente a tres millones de personas en Estados Unidos. En muchos casos, la demencia tiene causas reversibles, como depresión, deficiencias del tiroides, carencias vitamínicas y efectos secundarios de la medicación. Sorprendentemente, entre el 55 y el 60% de las víctimas de demencia sufren la enfermedad de Alzheimer, una dolencia progresiva, irreversible y degenerativa que recibe el nombre del psiquiatra alemán Alois Alzheimer, que la identificó a principios de siglo. A causa de esta enfermedad, el deterioro de las células se acelera, el cerebro se encoge y muchas funciones mentales quedan mermadas.

Existen dos categorías de enfermedad de Alzheimer: la demencia senil, la más común, aparece entre los sesenta y setenta años de edad; la demencia presenil, surge entre los cincuenta y sesenta, y se caracteriza por una degeneración más rápida. Los primeros síntomas de la enfermedad de Alzheimer son la progresiva pérdida de memoria, la depresión, cambios de humor, desorientación, alteraciones de la personalidad y problemas físicos. La enfermedad se diagnostica a partir de los síntomas y la eliminación de otras posibilidades, actualmente no es posible hacerlo con un test de laboratorio.

Las causas de la enfermedad de Alzheimer son actualmente desconocidas. Pueden estar implicados factores genéticos; algunos investigadores creen que es causado por un virus lento, es decir, un virus que penetra en el cuerpo mucho antes de la aparición de los síntomas. La gente mayor tiende a tener sistemas inmunitarios más débiles y es menos capaz de defenderse de los virus. Por otra parte, los pacientes de Alzheimer tienen entre un 60 y un 90 % menos de los enzimas que sintetizan la acetilcolina, un neurotransmisor esencial para la memoria. Es posible que otros sistemas de neurotransmisores también estén implicados en la enfermedad.

Aunque el proceso de envejecimiento implica la pérdida de neurona, la merma de funciones y capacidades, existen varios modos de afrontarlo. El entorno y el estilo de vida son factores claves de la salud mental y física, especialmente durante la vejez. Permanecer activo y desarrollar actividades sociales confiere resolución y confianza en uno mismo, ejercitar la mente y el cuerpo permite mantener la agudeza y claridad mental. Desgraciadamente, mucha gente mayor se enfrenta a la soledad, enfermedades, problemas económicos, miedo a la muerte, pérdida de su cónyuge o seres queridos. Las depresiones causadas por estos problemas pueden aliviarse con redes de apoyo social y programas de viviendas para ancianos.

Por último, seguramente no existe mayor obstáculo para un envejecimiento sano que el estrés. Aunque todos estemos expuestos a él, solo afecta negativamente a quienes no han encontrado formas constructivas y positivas de afrontarlo. Como he mencionado antes, cuando se sufre estrés, las glándulas suprarrenales segregan unas hormonas, llamadas glucocorticoides, que ayudan al cuerpo a lidiar con la tensión. Demasiados glucocorticoides pueden hacerle enfermar, pues causan hipertensión crónica e incluso la muerte de células cerebrales. El estrés crónico suele aparecer cuando sienta que es incapaz de predecir o controlar acontecimientos. Es importante aprender a relajarse y distanciarse de los problemas, porque las cosas no siempre pueden controlarse, ni marchan como se creyó.

El estrés juega un papel principal no solo en el proceso de envejecimiento, sino también en la salud e inmunidad global. Los efectos del estrés sobre el cuerpo y la mente son abordados con más detalle en el capítulo siguiente.

El efecto negativo del estrés

Todos nosotros nos hemos sentido estresados en algún momento, pero cuando el estrés se hace crónico, es hora de hacer algo al respecto. De otro modo, se padecerán enfermedades psicológicas y físicas. El estrés prolongado y la reacción del cuerpo ante este debilita progresivamente órganos y sistemas vitales: la hipertensión crónica puede dañar el corazón, los riñones y el sistema cardiovascular; una elevada cantidad de azúcar en la sangre aumenta los niveles de colesterol; la aparición de placas obstruye las arterias; un exceso de ácidos en el estómago puede causar úlceras y problemas intestinales; un sistema saturado de trabajo padecerá fatiga crónica e insomnio. Además, el estrés crónico también tiene un efecto negativo en el sistema inmunitario, que ayuda al cuerpo a combatir las infecciones y enfermedades.

Por otra parte, el estrés también puede afectar a su mente en forma de ansiedad o depresión. El estrés crónico y su mente pueden acabar envueltos en un círculo vicioso que se retroalimenta, debilitando su salud mental. Imagine por ejemplo que acaba de comprar una nueva casa y tiene problemas para pagar la hipoteca. Además, la casa necesita reparaciones. Estas responsabilidades le causan un gran eses, la presión está acabando con usted. Se siente abatido y rehúye las relaciones sociales; ha tomado otro empleo pero esto no hace más que agravar el estrés. Se siente exhausto y pesimista, y empieza a maldecirse por hacer algo mal. A fin de cuentas, la gente se las arregla para poseer casas nuevas. ¿Cuál es su problema? Esta autocrítica le hará sentir aún peor. Se trata de un ciclo de estrés, preocupación y depresión que puede volverse contra usted o los demás, y que solo sirve para arrastrarle en una espiral negativa.

El efecto del estrés en su mente —su forma de sentir y pensar— es tan perjudicial como sus efectos en el cuerpo. Es fácil recuperarse cuando la causa de estrés es un suceso aislado —como un mal día en el trabajo o una pelea con su esposa— pero el estrés persistente parece que cambia su personalidad. Puede deprimirse, volverse irritable y hasta hostil con los demás. Incluso puede desarrollar otros desórdenes como la agorafobia, comportamientos obsesivos o compulsivos, o ansiedad generalizada.

Las causas del estrés

La medicina natural, desde su punto de vista holístico, reconoce una multitud de causas de estrés en la vida de la gente. Presión excesiva en casa o en el trabajo, problemas económicos, climas extremos, entornos hostiles, pérdida de seres queridos, abusos físicos o psíquicos... si piensa en su vida, probablemente podrá ampliar esta lista.

Las causas de estrés no siempre son tan obvias. Incluso pueden ser acontecimientos felices, como una boda, un ascenso, comprar una nueva casa o el nacimiento de un hijo. También la imposibilidad de alcanzar una meta o satisfacer un cierto deseo. Por ejemplo, quizás desee mucho tener un hijo pero no pueda concebirlo. Las pruebas de fertilidad no dilucidan las causas y se siente muy frustrado. ¿Cuál es su problema? Un problema así, que le afecta emocionalmente y sobre el que carece de control, puede causar mucho estrés en su vida.

El estrés también aparece ligado a la presión cuando percibe que sus acciones tienen algunas consecuencias negativas. Por ejemplo, puede sentirse presionado para mantener un cierto rendimiento en el trabajo y evitar ser despedido. Si se encuentra pensando de esta manera, deben a detenerse y considerar si el peligro es real o simplemente es demasiado exigente consigo mismo. Debe ser capaz de controlar e incluso eliminar este tipo de estrés de su vida.

Otros factores de estrés pueden ser un conflicto, no necesariamente negativo: tener que elegir entre dos objetivos positivos de igual valor, como dos excelentes ofertas de trabajo; o una elección de consecuencias positivas y negativas: un matrimonio que le exige mudarse lejos de la familia y los amigos.

Dos médicos de la marina, Thomas Holmes y Richard Rahe, desarrollaron una lista de las principales causas de estrés, ordenadas de mayor a menor importancia:

- Muerte de la esposa
- Divorcio
- Separación matrimonial
- Encarcelamiento
- Muerte de un familiar querido
- Enfermedad o traumatismo
- Matrimonio
- Pérdida de empleo
- Reconciliación matrimonial
- Retiro
- Enfermedad de un familiar
- Embarazo
- Problemas sexuales
- Nacimiento o adopción
- Cambios en el negocio
- Cambio de estatus financiero
- Muerte de un amigo cercano
- Cambio de empleo
- Peleas con la esposa
- Aumento de la hipoteca o el alquiler
- Plazos de la hipoteca o el alquiler
- Cambio de responsabilidad en el trabajo
- Hijos abandonando el hogar
- Problemas con la ley
- Éxitos personales pendientes
- La esposa empieza o deja un trabajo
- Empieza o acaba la escuela

- Cambio en las condiciones de vida
- Cambio en los hábitos personales
- Problemas con el jefe
- Cambio en el horario o las condiciones de trabajo
- Cambio de residencia o escuela
- Tiempo libre
- Iglesia o actividades sociales
- Pequeñas hipotecas o alquileres
- Cambio en los hábitos de sueño
- Cambios en las reuniones familiares
- Cambio en los hábitos alimenticios
- Vacaciones
- Navidades
- Violaciones menores de la ley

Vuelva a leer estos puntos y considere cuántos de ellos pueden aplicarse a usted en este momento o en los últimos seis meses. ¡Quizás le sorprenda la cantidad de causas de estrés que soporta!

Aparición del estrés

El estrés, especialmente cuando se vuelve crónico, puede debilitar su sistema inmunitario y causar enfermedades físicas y mentales. En sus posibilidades de dominarlo, son cruciales las circunstancias en las que aparece y su forma de reaccionar. Esta depende del momento del día, la frecuencia, duración y causa del estrés.

El estrés suele empezar como reacción ante su entorno o relaciones. Cada persona percibe las situaciones según unas expectativas basadas en su educación. Si los acontecimientos o relaciones no satisfacen esas expectativas, él o ella probablemente empezarán a preguntarse qué va mal. Cuando no puede justificar o cambiar la situación, surge el estrés.

Para comprender la naturaleza del estrés, considere la siguiente situación: es entrevistado para un trabajo que desea realmente; cree que la entrevista fue bien pero pasada una semana sigue sin recibir noticias de la empresa; empieza a preguntarse dónde está el problema.

¿Fue algo que dijo o hizo en la entrevista?; repasa continuamente la reunión intentando recordar cada detalle; su mente se esfuerza por imaginar la causa del problema. Como reacción a este estrés, su cerebro envía mensajes a los músculos que los tensan y preparan para reaccionar. El cuerpo responde con señales como ansiedad, insomnio, dolores de cabeza, espalda y estómago, pero su mente se preocupa tanto por el problema que se olvida más o menos de los efectos negativos de la creciente tensión. Obviamente, en este ejemplo, lo más probable es que la causa del estrés desaparezca en poco tiempo. Pero si la situación provocase un estrés prolongado, está claro lo perjudicial que podría ser para el cuerpo y la mente.

La reacción del cuerpo al estrés

Cuando el estrés crónico no es tratado, desencadena cambios biológicos en el cuerpo. Estos son conocidos como el «síndrome de adaptación general», cuyas tres fases –alama, resistencia y agotamiento representan los mecanismos del cuerpo para afrontar el estrés. El síndrome depende de las glándulas suprarrenales, encargadas de mantener en equilibrio las funciones del cuerpo.

Cualquier desequilibrio en la secreción de hormonas de las glándulas suprarrenales afecta a su respuesta al estrés. Por ejemplo, si sus glándulas suprarrenales no están muy trabajadoras, seguramente se siente estresado y puede desarrollar alergias. Si su actividad suprarrenal es anormalmente alta, puede sufrir hipertensión, ansiedad, depresión, altos niveles de azúcar y colesterol en la sangre.

El síndrome de adaptación general ilustra la influencia que su mente y su cuerpo ejercen entre sí. Cuando sufre estrés, sus glándulas suprarrenales y el sistema de adaptación general entran en acción.

Si esta actividad suprarrenal se prolonga a causa de la persistencia del estrés, quizás padezca ansiedad crónica o incluso depresión.

Como ve, la mente y el cuerpo están inexplicablemente unidos. Por ello, la medicina natural, que otorga la misma importancia a ambos aspectos de la persona, es tan efectiva en el tratamiento y prevención de enfermedades.

La gravedad del síndrome de adaptación general depende de si el tipo de respuesta es luchar o huir. Cuando surge el estrés, su cerebro y sistema endocrino son estimulados para segregar adrenalina y obras hormonas. De este modo, su cuerpo se prepara para entrar en acción si fuese necesario, tanto para combatir el estrés como para huir de él.

Durante la respuesta de lucha o huida, ocurren varios cambios fisiológicos: el ritmo cardíaco aumenta, propulsando sangre a todas las partes de cuerpo para facilitar su respuesta al estrés, el cuerpo empieza a transpirar, para reducir la temperatura; las actividades digestivas van más despacio, y el hígado vierte glucosa a la sangre. Con todos estos cambios su cuerpo moviliza energía para preparar su reacción al estrés.

Todos nosotros hemos experimentado alguna vez la respuesta de lucha o huida. Por ejemplo, ¿alguna vez ha tenido que dar una conferencia ante un grupo de colegas? A menos que sea un actor nato, probablemente se puso nervioso, sintió mariposas en el estómago, su antitranspirante no funcionó, y cuando subió al estrado, se le aceleró el pulso. Todo ello son señales de que su cuerpo se preparaba para afrontar el estrés causado por la situación.

La respuesta de lucha o huida es una breve fase a menudo suficiente para enfrentarse con una causa de estrés. Más tarde, su cuerpo descansará para recuperar el equilibrio. Sin embargo, si el estrés prosigue, todo su cuerpo entra en la fase de resistencia, que le permite continuar la lucha. En ese caso, los corticosteroides son muy importantes: los glucocorticoides, por ejemplo, permiten convertir las proteínas en energía; los mineralocorticoides promueven la retención de sodio, que mantiene la presión sanguínea alta. Con más energía y circulación, el cuerpo puede continuar lidiando con el estrés. Sin embargo, cuando este y la fase de resistencia se prolongan, las glándulas suprarrenales pueden acabar exhaustas. A medida que entra en la fase de agotamiento, sus órganos y funciones corporales empiezan a decaer, y se vuelve más vulnerable a la enfermedad.

El estrés y el sistema inmunitario

El sistema inmunitario que le ayuda a proteger su cuerpo de las infecciones, está compuesto por el timo, la médula, los ganglios, los vasos linfáticos, la linfa, el hígado y el bazo. Todas estas partes tienen fibras nerviosas conectadas al cerebro. Dado que hay una conexión directa entre su sistema inmunitario y su mente, el eses puede afectar profundamente a la inmunidad del cuerpo.

El timo, la principal glándula del sistema inmunitario, produce linfocitos T, células blancas de la sangre responsables de la inmunidad, es decir, la capacidad del cuerpo para resistir a infecciones y dolencias como alergias o cáncer. También libera hormonas que regulan el funcionamiento del sistema inmunitario.

Dentro del sistema inmunológico, al timo le sigue en importancia el sistema linfático, compuesto por la linfa, los ganglios y los vasos linfáticos. Los vasos, que corren paralelos a las venas y arterias, filtran los deshechos del tejido corporal y transportan la linfa a los ganglios. Los ganglios, por su parte, filtran la linfa y contienen linfocitos B: células blancas de la sangre que aumentan la producción de anticuerpos cuando el cuerpo es expuesto a bacterias o virus.

El hígado, que produce la mayor parte de la linfa y filtra la sangre, contiene macrófagos, grandes células que rodean y destruyen sustancias extrañas como bacterias. El bazo produce linfocitos, destruye viejas células sanguíneas, y almacena sangre que liberará en caso de hemorragia para evitar que su cuerpo entre en estado de shock.

El estrés tiene un efecto negativo sobre la inmunidad de su cuerpo. El sistema inmunitario actúa más eficazmente bajo el sistema nervioso parasimpático, que controla las funciones del cuerpo durante el descanso y el sueño. Sin embargo, el estrés estimula el sistema nervioso simpático y desencadena el síndrome de adaptación general: las glándulas suprarrenales producen cada vez más hormonas, se inhibe la producción de células blancas y se contrae el timo. De este modo, se obstaculiza el correcto funcionamiento del sistema inmunitario –una situación conocida como «inmunosupresión»– y el cuerpo es más susceptible a la infección y la enfermedad.

Librarse del estrés

Técnicamente, la expresión «luchar o huir se refiere a su reacción fisiológica al estrés, pero también explica cómo dominar situaciones estresantes. ¿Afronta los problemas de cara, tiene una aptitud natural para resolverlos? ¿O tiende a huir de las crisis, dejando que otra persona las solucione en su lugar? Si afronta sus problemas y trabaja en ellos, probablemente ha desarrollado sólidos mecanismos de resistir al estrés. Si evita o ignora sus problemas, es un candidato a padecer enfermedades relacionadas con el estrés. ¿Se siente a menudo superado por un problema, incapaz de encontrar la salida? Sus inútiles mecanismos para resistir al estrés se formaron hace tiempo y no tiene la fuerza suficiente para cambiarlos. El estrés es una parte inevitable de la vida y no puede eliminarlo completamente, pero gracias a la medicina natural puede aprender a vivir con él sin sufrir las consecuencias...

La tolerancia al estrés varía según la persona, pero cuando supera un cierto límite y se prolonga, pueden aparecer graves enfermedades mentales y físicas. La hipertensión, los problemas digestivos, los dolores de cabeza, el insomnio y el cansancio son problemas importantes que pueden deteriorar la salud general. Alguna gente parece dominar el estrés, pero no comprende el daño que les causa hasta que es demasiado tarde. Para saber si padece un estrés excesivo, considere si tiene problemas de sueño, tics nerviosos, cansancio, ansiedad, si se frustra con facilidad o llora sin razón aparente.

En algunas circunstancias, el estrés puede ser positivo para enfrentarse productivamente a retos. Sin embargo, el exceso de estrés debe ser paliado con ejercicio físico, psicoterapia, actividades sociales, aficiones o técnicas de relajación. Debería intentar eliminar la causa de su estrés, pero si es imposible, debe aprender a controlar sus reacciones. A continuación, algunos consejos para reducir su nivel diario de estrés.

- Establecer límites a su trabajo diario y cumplirlos.
- Tomarse descansos durante el día (al menos uno durante la comida) e intentar salir al exterior si es posible, ya que el aire fresco, la tranquilidad y un paseo pueden hacer maravillas para tranquilizar sus nervios.
- Practicar ejercicio regularmente.
- Escuchar música relajante cuando sienta que crece la tensión.
- Comer alimentos enteros (naturales, no procesados); evitar el café y la cafeína.
- Practicar técnicas de relajación y meditación (en casa y el trabajo).
- Asistir a un seminario sobre control del tiempo y/o el estrés.
- Intentar identificar el o los problemas que causan su estrés y encontrar una solución.
- Confiar en los amigos y/o acudir a un psicoterapeuta o consejero. Hablar de los problemas puede ayudarle a solucionar parte del estrés que causan.

El estrés es inevitable y a todos nos afecta alguna vez de diferentes formas. Huir de él no es una solución y además puede debilitar su salud mental y física. Si no ha aprendido maneras efectivas de controlarlo, puede optar por vías de escape inútiles e incluso dañinas: beber, drogarse, negar la existencia del problema, actuar agresivamente o emplear mecanismos de defensa. Existen varios mecanismos de este tipo:
- Desviación: dirigir la rabia o la agresión hacia alguien inocente en vez de a la fuente del estrés. Por ejemplo, si su jefe le da un mal día en el trabajo, una vez en casa quizás chille a su esposa e hijos; estará desviando su rabia de su verdadero origen a una víctima inocente.
- Proyección: ver los propios problemas como pertenecientes a otra persona. Por ejemplo, puede culpar a su mujer por la

ansiedad e irritabilidad que le causa una mudanza, cuando en realidad es usted quien siente esa ansiedad.

- Regresión: volver a un comportamiento más infantil, reaccionar exageradamente cuando las cosas no funcionan como quiere.
- Racionalización: explicar con distanciamiento los propios problemas.

¿Recuerda alguna situación en la que haya usado alguno de esos mecanismos de defensa? Aunque quizás funcionen a corto plazo para aliviar el estrés, no le permiten afrontar los conflictos específicos que lo causan.

El estrés se cobra un precio en los aspectos físico y mental. La medicina natural ve en el estrés la causa subyacente de todas las enfermedades, y por ello es esencial aprender maneras de mitigarlo y controlarlo. El siguiente tratamiento natural le enseñará a reconocer los signos de estrés, identificar sus causas y eliminarlo de su vida.

Tratamientos naturales contra el estrés

Acupresión

Los especialistas en acupresión consideran que identificar la causa del estrés es esencial para el éxito de cualquier terapia. Recomiendan que además de la acupresión se siga una estrategia para controlar el estrés mediante ejercicio, meditación y masajes.

Si lo desea, puede visitar a un acupresor titulado o aplicarse el tratamiento usted mismo. Es divertido aprender acupresión con un amigo o compañero y administrarse los tratamientos entre sí. Tener a alguien que presione en los puntos apropiados le permite relajar del todo la mente y el cuerpo.

Antes de empezar, asegúrese de que viste ropa cómoda y holgada para facilitar la circulación y aflójese el cuello de la camisa y el cinturón si es necesario. Si tiene las uñas largas, le falta fuerza en las manos y dedos, o sufre calambres durante la sesión, puede utilizar una goma de borrar, bola de golf, o cualquier otro objeto firme y redondeado para presionar sobre los puntos. Es necesario que sepa cuál de las modalidades de acupresión prefiere:

- Presionar firmemente sobre un mismo punto durante uno o varios minutos con los dedos, las palmas o los nudillos. La presión no debe causar ninguna tensión en la piel y debe dirigirse hacia el centro del área corporal que esté trabajando. Cada uno o dos minutos, interrumpa la presión hasta que los tejidos respondan, y después prosiga.
- Describir círculos con los dedos o el pulpejo sobre los músculos, como si estuviese amasándolos.
- Friccionar el punto de acupresión para estimular la circulación.
- Golpear rápidamente con la punta de los dedos o nudillos para estimular los músculos.

Notará diferentes sensaciones según el punto presionado; aunque quizás sienta irritación en algunos puntos, no debería sufrir un dolor extremo. Si la presión sobre un punto particular le causa dolor o alguna sensación en otra parte del cuerpo, este dolor exportado indica que las dos áreas están relacionadas.

Algunas partes del cuerpo pueden soportar mayor presión que otras. La cara, por ejemplo, es una parte muy sensible, mientras que los hombros pueden recibir –y probablemente disfrutar– más presión y fricción. Generalmente, cuanto más desarrollados están los músculos, más presión admiten.

La acupresión es más beneficiosa cuando se practica a diario, aunque dos o tres veces a la semana también puede aliviar la tensión y otras dolencias. A ser posible, realice su sesión de acupresión –de no más de una hora– en un lugar tranquilo en el que pueda relajarse del todo. También puede hacerlo en el trabajo, mientras pueda robarle entre diez y veinte minutos sin interrupciones.

Cuando empiece a practicar la acupresión, presione entre uno y tres minutos, para más adelante aumentar progresivamente el tiempo. No debería presionar un mismo punto durante más de diez minutos, ni una misma área durante más de quince. Trabajar un mismo sitio durante demasiado tiempo supone una estimulación excesiva que causa dolores de cabeza o náuseas.

La tensión relacionada con el estrés a menudo nace en la cabeza, cuello, hombros y caderas.

Puntos de acupresura

Yintang
B 2
St 2
St 3
K 27
St 13
Lu 1
CV 12
Sp 16
P 3
CV 4
Sp 13
Sp 12
P 5
P 6
P 7
L 10
H 7
CV 22

B 2
St 2
St 3
GV 26
K 27
St 13
Lu 1
CV 17
Sp 16
P 3
CV 6
Sp 13
Sp 12
P 5
P 6
P 7
L 10
H 7

St 35
St 36
Sp 9
Sp 8
Lv 3
GB 41
St 44
B 67

St 35
St 36
Sp 9
Sp 8
Lv 3
GB 41
St 44
B 67

Vista frontal

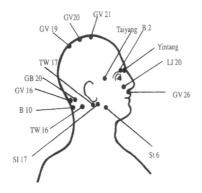

Vista lateral de la cabeza

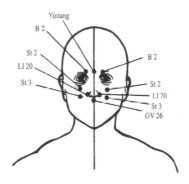

Vista frontal de la cabeza

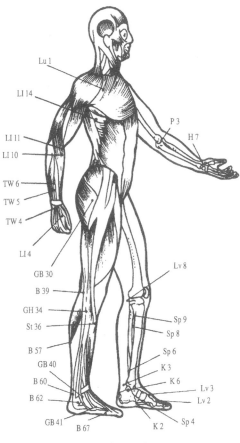

Vista lateral

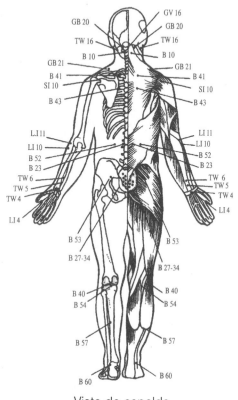

Vista de espalda

Cabeza

El yintang, también llamado Punto del Tercer Ojo es útil para aliviar la tensión, los dolores de cabeza y el cansancio ocular. Está situado entre las cejas, en el hueco entre la nariz y la frente. Use su dedo corazón para aplicar una presión suave y constante sobre ese punto durante un minuto. Al mismo tiempo, respire lenta y profundamente.

Pasado el minuto, interrumpa la presión, deje que los músculos de su cara se relajen, y repita el ejercicio.

Cuello

Los puntos GB 20 sirven para aliviar la tensión en el cuello. Están situados a ambos lados del cuerpo, en la base del cráneo, separados unos cinco centímetros, entre los dos músculos verticales del cuello.

Siéntese cómodamente e incline un poco la cabeza. Mientras sostiene la parte posterior de su cabeza con ambas manos, use los pulgares para aplicar una fuerte presión en los dos puntos. Incline ligeramente su cabeza hacia atrás mientras presiona. Cuando sienta el pulso en ambos puntos, relaje suavemente la presión.

Hombros

Para aliviar la tensión de sus hombros, presione el GB 21, un punto situado en la cumbre del músculo del hombro. Siéntese en una silla cómoda y deje que su cuerpo se relaje. Incline la cabeza hacia delante y respire profundamente. Con los dedos curvados, presione firmemente en el GB 21 durante un minuto. (Atención: las mujeres embarazadas no deben usar este punto.)

Caderas

Los puntos GB 30 y B 53, situados en el área pélvica, permiten aliviar la tensión relacionada con el estrés. Los GB 30 están el centro de cada nalga, tras la punta superior del fémur. Los B 53 están a la altura del segundo hueco sacro, a unos ocho centímetros a cada lado de la columna vertebral. Para utilizar estos puntos, permanezca de pie con las manos en sus caderas. Presione con los pulgares los puntos B 53 durante un minuto. Relaje suavemente la presión, cierre las manos, mueva los puños suavemente hacia abajo y hacia afuera para presionar los puntos GB 30 durante otro minuto.

Existen otros puntos relacionados con la sensación de bienestar: los LU 1, o Tesoro Central; el CV 17, el Centro del Cuello, y el CV 12, el

Centro del Poder. Utilizando estos puntos, puede aprender a controlar la frustración, tensión e irritabilidad causadas por el estrés.

LU 1: Tesoro central

Presionando estos puntos, puede aliviar tanto la presión en el pecho y los problemas respiratorios como la tensión emocional. Están situados a los lados de la parte superior del pecho, a la altura del primer espacio intercostal (esto es, bajo la primera costilla) y a quince centímetros del medio del cuerpo. Para utilizar los LU 1, siéntese en una silla confortable, con la espalda y cabeza rectas. Use sus pulgares para encontrar los músculos de ese punto y presione durante un minuto, mientras respira profundamente.

CV 17: Centro del pecho

Este punto es útil para combatir la ansiedad, el nerviosismo, la irritabilidad, el insomnio y la depresión. Está situado en el centro del esternón, a la altura del cuarto espacio intercostal (esto es, bajo la cuarta costilla). Presione con sus dedos sobre este punto, que puede usar al mismo tiempo que el yintang (GV 24.5).

CV 12: Centro del poder

Para aliviar la tensión emocional, el dolor de estómago, la indigestión y los dolores de cabeza debidos al estrés, presione sobre este punto, situado a medio camino entre la base del esternón y el ombligo, justo en el centro del cuerpo. Con los dedos de ambas manos, aumente gradualmente la presión durante un minuto, mientras respira profundamente; después, interrumpa la presión. (Atención: no practique este ejercicio si padece una grave enfermedad o tiene el estómago lleno; no lo prolongue durante más de dos minutos.)

Aromaterapia

Muchas esencias de plantas pueden ayudarle a relajarse. La aromaterapia, o uso de una fragancia como remedio natural, es un sencillo método:

empape simplemente un algodón con las esencias e inhálelo. Una mezcla de lavanda, geranio y pachulí alivia la tensión y la ansiedad; la camomila y la melisa sirven de antiespasmódicos y sedantes.

Para tratar el estrés, la ansiedad, la tensión o la fatiga mental, pruebe las siguientes esencias mezcladas o por separado: albahaca, bergamota, alcanfor de Borneo, canela, clavo de especia, ciprés, eucalipto, ajo, geranio, jengibre, hisopo, lavanda, limón, orégano, meroli, nuez moscada, cebolla, menta, pino, rosa, romero, tomillo.

Biorretroalimentación

Cuando el estrés afecta a sus músculos, que se quedan tensos y rígidos, usted puede padecer dolores de cabeza o espalda. Para apreciar hasta qué punto la biorretroalimentación es efectiva tratando el estrés, es esencial entender el papel y la función de los músculos.

Los músculos, que constituyen la mayor masa del cuerpo, no pueden funcionar sin los nervios, que les envían impulsos eléctricos desde el cerebro. Los músculos actúan según un modelo de retroalimentación, porque además de dirigir su acción, los nervios comprueban que esa acción se ajuste a nociones preestablecidas. Por ejemplo, cuando quiere escribir una carta, su cerebro dirige el movimiento a los músculos de su mano. A medida que estos se mueven, los nervios de su mano envían información a su cerebro, como por ejemplo la posición y velocidad de la mano. Si son necesarios ajustes, su cerebro envía nuevos mensajes a los músculos de la mano. Obviamente, esta compleja comunicación entre sus músculos y el cerebro es instantánea.

La biorretroalimentación se basa en la capacidad innata de nuestra mente para influir en las funciones automáticas del cuerpo. La moderna ciencia occidental tiende a ignorar esta noción por no estar probada científicamente ni ser medible. Por ello, a la gente no se le enseña a ser consciente de sus procesos y estados internos, o a utilizar la mente para mejorar y conservar la salud del cuerpo.

La biorretroalimentación le permite ser más consciente de sus funciones internas y de este modo controlar situaciones insanas. El equipo de biorretroalimentación muscular, por ejemplo, le permite conocer el grado de tensión de sus músculos. Gracias a esta información, su mente puede preocuparse menos de los problemas que causan estrés y de paso se reduce el número de mensajes que su cerebro envía a los músculos para que permanezcan tensos. Puede utilizar la información de los instrumentos de biorretroalimentación para saber cómo se siente, ser más consciente de la tensión de sus músculos, aprender a reconocerla cuando aparece y a controlarla antes de que surjan otros síntomas.

Las máquinas de biorretroalimentación le informan sobre los sistemas de su cuerpo afectados por el estrés. Existen varios tipos:

- El electromiograma (EMG) mide la tensión muscular: se colocan dos electrodos (o sensores) en la piel que cubre el músculo y los datos aparecen en pantalla. Los músculos estudiados más a menudo son el frontalis (el músculo que se frunce en su frente), el masetero (músculo de la mandíbula) y el trapecio (el músculo del hombro que se arquea cuando está nervioso). Cuando los electrodos detectan la tensión del músculo, la máquina le da una señal, como una luz roja o un sonido. De este modo, puede ver o escuchar un seguimiento continuo de su actividad muscular y sentir esa actividad (o tensión). A medida que es más consciente de este proceso interno, podrá saber cuándo surge la tensión en su vida cotidiana. Entonces podrá usar las técnicas que aprendió practicando la biorretroalimentación para controlar la tensión antes de que empeore o cause otros problemas físicos.

- El termógrafo mide la temperatura de la piel mediante sensores atados a los pies, o al dedo corazón o meñique de su mano dominante. Cuando está tenso o ansioso, la temperatura de su piel cae a medida que la sangre se dirige a sus músculos y órganos internos. Por ello, medir la temperatura de la piel es otro modo útil de aprender a controlar el estrés.

- El seguimiento de la respuesta galvánica de la piel (RGP)

permite visualizar la conductividad eléctrica de la piel: se hace pasar una imperceptible corriente eléctrica por su piel; la máquina mide los cambios de agua y sal en los conductos de sus glándulas sudoríferas; cuanto más alterado emocionalmente esté, más activas serán sus glándulas sudoríferas y mayor la conductividad eléctrica de su piel.

- El electroencefalograma (EEG) permite visualizar las ondas cerebrales, clasificadas como beta (despierto), alfa (relajado), theta (sueño ligero) y delta (sueño profundo). Le permite alcanzar un estado alfa, aunque en general se complementa con otros instrumentos de biorretroalimentación, pues este estado no significa necesariamente que todos los sistemas del cuerpo estén relajados. El EEG también puede ser útil para tratar el insomnio.

Otros instrumentos de biorretroalimentación permiten visualizar el pulso cardíaco y la presión sanguínea, que varían según el estrés. Puede adquirir instrumentos de biorretroalimentación para utilizar en casa, aunque los más asequibles solo controlan un sistema, como la temperatura. Puede invertir en un equipo más caro pero es recomendable visitar a un experto en biorretroalimentación: su equipo profesional será mucho más preciso, se beneficiará de su experiencia en el uso de las máquinas y la administración del tratamiento, y le enseñará técnicas de relajación. También puede reforzar los resultados de la biorretroalimentación con psicoterapia. De este modo, aprenderá a controlar sus reacciones ante el estrés, a explorar sus causas, y a conocer los pensamientos y comportamientos que lo agravan.

La mayoría de grandes ciudades y universidades, así como algunos hospitales, tienen un servicio de biorretroalimentación. Las sesiones duran entre treinta y sesenta minutos. La periodicidad semanal y la duración total del tratamiento dependen de su estado y de los progresos que haga. La culminación de la biorretroalimentación es aplicar en la vida cotidiana lo que ha aprendido, sin la ayuda de las máquinas.

Técnicas de respiración

La respiración nos mantiene vivos: transporta el oxígeno por el cuerpo, purificando la sangre y alimentando los tejidos y órganos. Para la mayoría de nosotros, respirar es un proceso involuntario y automático del que no somos conscientes. Sin darse cuenta, quizás tienda a respirar con inspiraciones breves y superficiales, o su respiración sea errática. Respirar adecuadamente –con inspiraciones regulares y profundas– ayuda a combatir el estrés.

Antes de empezar con los ejercicios de respiración, intente ser más consciente de cómo respira. Para ello, túmbese en el suelo, con los brazos y las piernas estirados, y los ojos cerrados. Ponga su mano sobre la parte de su pecho o estómago que se mueve mientras inspira y espira. Si ese punto está situado en la parte superior de su pecho, sus inspiraciones son superficiales y debería llenar más los pulmones. Su pecho y su abdomen deberán subir y bajar juntos con cada respiración. Mientras sigue respirando, repase su cuerpo en busca de músculos tensos e intente relajarlos.

A continuación ofrecemos unos ejercicios de respiración que puede incluir en su rutina diaria de relajación, o practicar cuando sienta estrés. Aunque debería sentir los beneficios inmediatamente, los efectos a largo plazo de estos ejercicios son mayores.

Respiración completa

Encuentre una posición confortable, tanto de pie como sentado, y asegúrese de que respira por la nariz. Con cada inhalación, llene sus pulmones progresivamente de abajo arriba: primero, inspire hasta dilatar el abdomen; después, llene la parte media de sus pulmones para hacer subir las costillas y el pecho; finalmente, sienta cómo el aire llena el extremo superior de sus pulmones, de modo que el abdomen se contrae ligeramente y el pecho sube un poco. Esta inspiración debe ser única, continua y durar unos segundos.

Tras inspirar de este modo, contenga la respiración durante unos segundos más. Después, espire lentamente, vaciando completamente los pulmones; relaje el estómago y los pulmones.

Respiración profunda

Los ejercicios de respiración profunda están especialmente indicados para las personas nerviosas, que suelen respirar entrecortadamente.

Mientras la respiración natural llena progresivamente los pulmones, la respiración profunda requiere dirigir el aire al abdomen. Encuentre una posición confortable: sentado en una silla o en el suelo, con las piernas cruzadas y la espalda recta, o tumbado en el suelo, con las rodillas dobladas, los pies separados y la espalda estirada. Repase su cuerpo en busca de músculos tensos e intente relajarlos. Cuando se sienta relajado, ponga una mano sobre el estómago y la otra sobre el pecho. Inspire profunda y lentamente por la nariz, dirija el aire al vientre hasta que el abdomen se dilate y el pecho se mueva ligeramente. Dado que la mayoría de nosotros no estamos acostumbrados a respirar profundamente con el abdomen, al principio le parecerá incómodo. Practique este paso hasta que se acostumbre antes de proceder con todo el ejercicio. Una vez domine la respiración profunda, espire soplando suavemente por la boca. Su espiración debe sonar como una suave brisa. Repita las inspiraciones largas y lentas a través de la nariz. Continúe inspirando por la nariz, llenando su abdomen y espirando por la boca. Puede empezar practicando la respiración profunda durante cinco minutos al día y, si lo desea, aumentar progresivamente el tiempo hasta los veinte minutos.

Al final de cada sesión, repase de nuevo su cuerpo en busca de músculos tensos. Advierta las diferencias en la manera como se siente antes y después del ejercicio. La respiración profunda tiene un efecto muy relajante y puede practicarla siempre que sienta nacer la tensión.

Respiración purificadora

Esta técnica permite limpiar y estimular sus pulmones. Practíquela cuando se sienta cansado o triste, se sentirá más fresco y despierto.

Siéntese o permanezca de pie en una posición confortable, con la espalda recta. Inspire completamente (tal como se describe en el ejercicio «Respiración completa») y contenga la respiración durante unos segundos. Forme un pequeño círculo con sus labios, suelte un poco de aire, párese, y suelte un poco más. Repita estos intensos soplidos hasta que haya expulsado todo el aire. Respire varias veces de este modo hasta que se sienta reanimado. Puede hacerlo en solitario o en combinación con otro ejercicio de respiración.

Respiración oscilante

Este ejercicio es útil cuando se sienta tenso. Permanezca con los brazos en jarras (las manos apoyadas en sus caderas), inspire completamente y mantenga la respiración. Sin doblar el cuerpo de cintura para abajo: inclínese hacia delante mientras espira por la boca, deténgase, reincorpórese mientras inspira, contenga la respiración.

Después, inclínese hacia atrás, mientras espira por la boca. Repita este balanceo de izquierda a derecha. Cuando los haya completado todos; practique una respiración purificadora tal como ha sido descrita, y repita los ejercicios. Realice cuatro series completas cada vez.

Respiración alternativa

Este ejercicio de respiración, que alterna ambos orificios de la nariz, permite aliviar la tensión y relajar el cuerpo: 1º) siéntese confortablemente con la espalda recta; 2º) sitúe el índice y el dedo medio de su mano derecha sobre la frente; 3º) cierre con el pulgar el orificio derecho de su nariz e inspire lentamente por el izquierdo; 4º) cierre con el pulgar el orificio izquierdo y espire por el derecho; 5º) inspire por su orificio derecho; 6º) cierre con su pulgar el orificio derecho y espire por el izquierdo, y 7º) inspire por el orificio izquierdo. Empiece con cinco repeticiones para llegar después a las veinticinco.

Ejercicio

Cuando sufre estrés y su cuerpo está en un estado de lucha, el ejercicio es una manera natural de aliviar la tensión. Físicamente, el ejercicio mejora la función cardiovascular, pues fortalece y ensancha el corazón: aumenta la cantidad de oxígeno en el cuerpo; reduce los niveles de grasas como el colesterol y los triglicéridos. Todo ello significa, claro está, menos posibilidades de sufrir problemas de corazón, apoplejías o hipertensión.

Mentalmente, el ejercicio supone una vía de escape para las emociones negativas como la frustración, rabia e irritabilidad. De este modo, facilita una mejor actitud. También estimula la producción de neuroquímicos: catecolaminas en el cerebro y endorfinas en la corriente sanguínea. Una aportación adecuada de catecolaminas ayuda a mantener estable el humor. Las personas depresivas, en cambio, suelen sufrir carencias de estos neuroquímicos. Las endorfinas son analgésicos naturales y levantan el ánimo: el subidón de los corredores es el resultado del aumento de esta sustancia en el cuerpo. Por ello, el ejercicio, además de promover el correcto funcionamiento de su cuerpo, le hace sentirse más relajado y animado.

Ejercicios aeróbicos vs. anaeróbicos

Existen dos tipos de ejercicio con diferentes funciones. El ejercicio aeróbico, que fortalece los principales músculos, es una actividad prolongada como nadar, correr o caminar a buen paso. Incrementa el ritmo respiratorio, aumenta la cantidad de oxígeno en el cuerpo, fortalece el sistema cardiovascular, robustece el cuerpo, y mejora la resistencia. El objetivo del ejercicio aeróbico es que su pulso alcance en los entrenamientos una frecuencia apropiada a su edad. Para disfrutar de los beneficios este ejercicio, debe mantener ese pulso durante veinte minutos y ejercitarse tres veces a la semana.

Probablemente habrá oído hablar del ejercicio anaeróbico o de poco impacto. Esta expresión significa que no se alcanza la suficiente intensidad o duración como para mantener su pulso de entrenamiento. Pero no significa que sea inútil: mejora la fuerza y flexibilidad de sus músculos, y es una buena vía de escape de los sentimientos negativos que pueda albergar.

Existen tres tipos de ejercicio anaeróbico: los isotónicos que contraen sus músculos contra un objeto móvil pero resistente, como unas pesas; los isométricos, que contraen los músculos contra una resistencia inmóvil y, al contrario que los primeros, refuerzan el músculo sin aumentar su volumen; los calisténicos mejoran la flexibilidad y la movilidad de las articulaciones.

El tipo de ejercicio que elija depende tanto de su habilidad física como de sus preferencias. La regla más importante es elegir actividades que disfrute y pueda practicar con regularidad. Por ejemplo, no intente convertirse en un atleta si le desagrada correr, ni tampoco elija la natación si no tiene acceso a una piscina. También debe considerar si desea practicar ejercicio en solitario, con sus pensamientos, o en grupo. Alguna gente cree que haciendo deporte con otros reciben apoyo y aliento ¡e incluso puede ser divertido!

Antes de empezar un programa de ejercicios, debería pasar un examen médico. Si tiene más de cuarenta años, su médico probablemente le someterá a un electrocardiograma para saber cuánta actividad puede soportar su corazón. Si no ha practicado ejercicio desde hace tiempo, empiece poco apoco, con ejercicios suaves, e intensifique gradualmente su actividad. Cuando sienta cualquier síntoma adverso como mareos, calambres o dolor en el pecho, interrumpa el ejercicio y consulte a su médico.

A continuación ofrecemos una lista de ejercicios suaves para practicar en casa. Recuerde que no suponen un entrenamiento aeróbico; para ello, debe optar por una actividad como correr, caminar a buen ritmo, nadar, bailar aeróbic o pedalear (en una bicicleta normal o estática). Cuando haga ejercicio, vista prendas holgadas y cómodas, y calce zapatillas de deporte. Para evitar calambres o náuseas, espere dos horas después de las comidas antes de practicar ejercicio, y beba mucha agua antes, durante y después de su entrenamiento.

Calentamiento (al menos cinco minutos)

1. Póngase de pie, con los pies separados por la longitud de sus hombros y los brazos estirados junto a los costados. Mueva suavemente la cabeza adelante y atrás unas cuantas veces. Después, incline la cabeza y durante un rato mantenga la oreja izquierda pegada al hombro; levante la ca-

beza y pegue la oreja derecha al hombro; incline la cabeza hacia delante y pegue la barbilla al pecho; mueva la cabeza hacia atrás; levante la cabeza y mire de frente.

2. Encoja los hombros y después relájelos; muévalos hacia atrás describiendo círculos; muévalos hacia delante del mismo modo. Repita cada movimiento seis veces.

3. Ponga su mano izquierda sobre la cadera y levante la derecha. Con el torso firme, extienda su brazo derecho por encima de la cabeza, mientras se dobla por la cadera hacia la izquierda. Manténgase así, y después reincorpórese. Repita el ejercicio con el brazo izquierdo sobre la cabeza, inclinada hacia la derecha. Debe sentir tensión en los costados.

4. Separe los pies un poco más que la longitud de sus hombros. Toque su pierna izquierda lo más abajo que pueda, intentando alcanzar los tobillos o los dedos de los pies si es posible. Permanezca en esta posición durante unos diez segundos. Vuelva suavemente a la posición vertical, manteniendo su cabeza baja para evitar el mareo. Repita el ejercicio con la pierna derecha. De este modo, tensa los músculos posteriores de las piernas.

5. Con los pies todavía separados, gire el tronco hacia la izquierda. Doble su rodilla izquierda y extienda su pierna derecha hacia atrás. Centre su cuerpo de modo que su rodilla izquierda, se doble 90 grados. Mantenga esta posición, llamada «estiramiento del corredor», mientras cuenta hasta diez, presionando suavemente su pierna derecha contra el suelo. Sentirá cómo se estiran los músculos de esta pierna. Repita el ejercicio cambiando de pierna.

6. Para estirar su tendón de Aquiles y los músculos de la pantorrilla, sitúese aproximadamente a un metro de una pared y apoye las manos en ella. Inclínese hacia la pared sin doblar las piernas ni levantar los pies. Deberá sentir cómo se tensan sus piernas. Manténgase así durante diez minutos.

Intente alejar los pies un poco más para aumentar el estiramiento. Recuerde que no debe levantar los pies del suelo.

Cuando practique los siguientes ejercicios, asegúrese de hacerlo de forma suave y regular, con alguna tensión en las extremidades. Los brazos, por ejemplo, no deben balancearse adelante y atrás sino moverse de forma calculada, como si resistiesen un peso invisible.

Para todos ellos sugiero diez repeticiones, pero si está empezando haga cuantos considere adecuados. En el caso de los atletas consumados quizás sea cierto que «sin dolor no hay recompensa», pero para el común de las personas, el dolor suele significar estrés. Procure estar al tanto del estado de sus músculos y utilice el sentido común.

Si algo le duele mucho, seguramente es momento de detenerse. Mientras hace deporte, los tejidos de sus músculos sufren. Para que sus músculos tengan tiempo de recuperarse, intercale días de descanso, o trabaje cada día un área diferente del cuerpo.

Brazos

1. Colóquese con los pies separados por la longitud de los hombros, el estómago encogido y la espalda recta. Estire sus brazos a los lados. Junte los brazos delante suyo, y vuelva a separarlos.
2. Con los brazos extendidos, júntelos por encima de su cabeza y después bájelos hasta pegarlos a los costados.
3. Estire los brazos a los lados y muévalos hacia delante describiendo diez pequeños círculos. Repita el ejercicio describiendo diez círculos medios, y finalmente diez grandes círculos. Repita toda la serie moviendo los brazos hacia atrás.
4. Estire los brazos a los lados, doble los codos y cierre los puños. Junte los brazos doblados de modo que tenga los antebrazos ante usted. Este ejercicio trabaja el pecho y los brazos.
5. Para fortalecer los bíceps, extienda los brazos hacia abajo, doble los codos, y oriente los puños y el interior de los antebrazos hacia arriba. Doble más los codos hasta presionar los

puños contra los hombros. Para aprovechar este ejercicio al máximo, imagine que sostiene un peso con los antebrazos mientras presiona.

Cintura

1. Con los pies separados por la longitud de sus hombros, inclínese suavemente hacia la izquierda e intente llegar lo más abajo posible con su brazo izquierdo. Puede dejar la mano derecha sobre la cadera, o levantar progresivamente el codo derecho a medida que baja el brazo izquierdo. Repítalo diez veces y después cambie de brazo.

2. Continúe con los pies separados. Ponga las manos sobre las caderas, o suba los brazos a la altura del pecho y doble los codos de manera que tenga los antebrazos frente al pecho. Sin doblar la cadera, inclínese por la cintura diez veces a la izquierda y otras diez a la derecha. Después, alterne los dos movimientos, haciendo una pausa entre ambos.

3. Este es un poco más difícil: siéntese en el suelo con las piernas lo más abiertas posible, las manos sobre la nuca; sin doblar la espalda, inclínese con el codo izquierdo apuntando hacia la rodilla izquierda; incorpórese, haga una pausa, y repita el ejercicio con el codo derecho.

Abdomen

1. Siéntese en el suelo con las rodillas ligeramente dobladas y la espalda recta. Puede extender los brazos hacia delante para mantener el equilibrio, o cruzarlos sobre el pecho. Inclínese suavemente hacia adelante de modo que sus hombros queden a unos centímetros del suelo. Deténgase, y reincorpórese lentamente.

2. Para prevenir tirones musculares, incline la parte baja de su espalda en vez de arquearla toda.

3. Túmbese en el suelo, con la parte baja de la espalda presionada hacia el suelo. Doble suavemente sus rodillas sin

levantar los pies del suelo. Ponga las manos tras la cabeza y, con los codos lo más atrás posible, levante lentamente la cabeza y hombros del suelo. Es útil dirigir la barbilla hacia un punto elegido en el techo. La cabeza, el cuello y los hombros deben permanecer alineados y rectos; no debe encorvarse, inclinar la barbilla hacia dentro o levantarse con los brazos. Si no realiza este ejercicio correctamente, su abdomen no se beneficiará. Si lo hace bien sentirá cómo sus músculos abdominales se contraen cuando se yergue, y se relajan cuando se tumba. Repítalo diez veces, lenta y rítmicamente.

4. Esta es una forma más avanzada del anterior ejercicio: tumbado en la misma posición, apoye su pierna izquierda sobre la rodilla derecha y levante la cabeza y hombros como antes. Repítalo diez veces y después invierta la posición de las piernas.

Muslos

Siéntese en el suelo con la espalda recta, los brazos estirados a los lados, y las manos apoyadas en el suelo, un poco detrás del cuerpo para sostenerlo. Deje la pierna derecha descansando sobre el suelo, tense la izquierda, levántela unos treinta centímetros y bájela. Repítalo diez veces con cada pierna. No olvide mantener la espalda recta.

Interior de los muslos

Sentado en la misma posición que antes, levante la pierna izquierda unos centímetros y muévala lentamente hacia la izquierda. Sentirá una agradable tensión en el interior del muslo. Devuelva la pierna izquierda a su posición inicial. Repítalo diez veces con cada pierna.

Exterior de los muslos

Túmbese sobre el costado izquierdo, con la cabeza apoyada sobre el brazo doblado, y las piernas una encima de otra. Asegúrese de que su espalda está recta y pegue suavemente la pelvis al suelo. Doble la pierna de abajo y relájela; tense la pierna de encima y levántela tan alto como pueda; después, bájela Para fortalecer sus músculos al máximo, imagine que tiene un peso en el muslo externo que le ofrece resistencia cuando lo levanta. Repítalo diez veces y después cambie de costado.

Nalgas

Túmbese de espaldas, con las rodillas dobladas, los pies separados y las manos bajo la cabeza o las nalgas. Sin arquear la espalda, levante las nalgas presionando los glúteos y vuélvalas a bajar al suelo. Repítalo diez veces con los pies separados y otras diez con los pies juntos. Cuando domine el ejercicio, puede hacerlo con los pies separados y las rodillas juntas, los pies juntos y las rodillas separadas, o incluso comenzando una pierna sobre la rodilla opuesta.

Tras los ejercicios, practique los estiramientos descritos en la sección «Calentamiento» durante al menos cinco minutos. Si practica ejercicios aeróbicos, reduzca su ritmo durante cinco minutos, además más de realizar otros cinco de estiramientos. Por ejemplo, si corre o va en bicicleta, camine durante un rato; si nada, siga un rato suavemente, de braza o espalda. Aunque a veces tenga la tentación de obviar los estiramientos, recuerde que sus músculos se han contraído durante el ejercicio y que deben ser estirados para evitar problemas como los tirones.

Homeopatía

Los remedios homeopáticos derivan de las plantas, los animales y los minerales. Aunque algunas de estas fuentes son venenosas en su estado original, los remedios preparados a partir de ellas son muy seguros y fáciles de usar. Si el tratamiento homeopático que ha elegido no tiene éxito, debería consultar a un homeópata profesional. Si posee conocimientos básicos de homeopatía y desea probar usted mismo, siga nuestros consejos. Sin embargo, estos tratamientos no están indicados como sustitutos de ningún tratamiento médico en marcha. Si está bajo control médico o padece alguna enfermedad seria, debería consultar a su médico antes de abandonar cualquier terapia.

Lo primero que debe hacer es estudiar el caso. Cuando evalúe su salud, debe observar todos los síntomas, tanto físicos como mentales, incluyendo características como el humor, el habla, el apetito, los efectos de la temperatura o cualquier aspecto destacable. Dado que los principios se prescriben según la ley de las similitudes, es esencial que tenga una imagen clara del estado físico y mental de la persona. Estos son algunos de los aspectos que debe tener en cuenta al examinar a una persona: color de la piel, labios y lengua; expresión y actitud; lenguaje corporal (cómo se mueve o se sienta la persona); estado de ánimo; temperatura y sensibilidad de la piel; tono de la voz y ritmo del habla; pulso; respiración; descripción de sus dolencias; momentos en los que el paciente se siente peor; inclinaciones y aversiones. Tome notas de todas sus observaciones y consérvelas.

Pueden serle de utilidad en el futuro si la enfermedad se reproduce o advierte el mismo patrón en otras dolencias. Una vez haya analizado el caso, necesita aplicar el remedio que más se parezca a los síntomas. En este libro encontrará remedios para problemas mentales. Para obtener una lista completa de remedios homeopáticos, debe consultar una Materia Médica, que enumera los más utilizados para cada perfil. La mayoría de libros sobre homeopatía contienen una versión abreviada de la Materia Médica.

Puede adquirir los remedios a farmacéuticos homeópatas. Suelen presentarse en forma de tabletas, granulados o tinturas. Las tabletas son una mezcla de leche y azúcar que absorben la medicación en la que se las empapa, los granulados son unos polvos y la tintura es una solución de alcohol.

La dosis estándar para la mayoría de dolencias es de dos tabletas de una potencia x6 cada dos o cuatro horas. Se suele recomendar una potenciación mínima x6 o x12. Obviamente, la homeopatía respeta la singularidad de cada paciente y enfermedad, variando la dosis y la frecuencia de administración según el caso.

Recuerde que es mejor tratar a los pacientes con un solo remedio en vez de hacerlo con varios e intentar discernir qué síntomas causa cada cual. Desde al menos quince minutos antes de ingerir el remedio, la boca debe estar limpia, sin rastros de comida, tabaco, bebidas, pasta de dientes, tónico bucal o cualquier cosa que no sea agua. No beba agua con el remedio, pero deje que se disuelva en la boca; no ingiera nada excepto agua durante al menos los quince minutos siguientes. Continúe tomando el remedio hasta que note alguna mejora en su estado. Llegado este punto, puede aumentar los intervalos entre las dosis. Una vez la mejora sea clara y persistente, puede interrumpir el tratamiento.

Es mejor guardar los preparados en los mismos recipientes en que los compra y cerrarlos inmediatamente después de tomar su dosis. Asegúrese de que el interior de la tapa no entra en contacto con nada y mantenga los recipientes alejados del calor, la luz directa y los olores penetrantes. Con una manipulación y almacenamiento correctos, los remedios homeopáticos pueden durar indefinidamente.

Los siguientes remedios pueden usarse para tratar las dolencias relacionadas con el estrés, como la ansiedad, el nerviosismo, la tensión y la fatiga mental. Asegúrese de que sus síntomas coinciden con el remedio.

Ignatia imara (Ignatia)

Síntomas: tensión emocional, estrés mental, depresión, preocupación, frustración, histeria, tristeza, irritación, suspiros, insomnio, dolores de cabeza (a menudo seguidos de mal humor) e intolerancia al tabaco.

Empeora con: la mañana, la supresión de emociones, el tabaco, el café, el brandy, el humo o los olores penetrantes.

Mejora: apoyándose sobre la zona dolorida, con el calor, caminando, presionando con fuerza.

Phosphorus

Síntomas: inquietud; sobreexcitación, seguida de agotamiento; escozor; gusto por las bebidas frías; comportamiento expresivo, animado e histriónico; hipersensibilidad; aversión a la luz y el mido; nerviosismo; pesimismo; miedo a estar solo; gusto por la comida con sal y especias, y por los helados; facilidad para sangrar (esto debe ser evaluado médicamente); hemorragias nasales.

Empeora con: el frío o el calor; apoyarse en el costado izquierdo o la zona dolorida; las tormentas.

Mejora con: masajes o fricciones; comida o bebida frías.

Hidroterapia

La hidroterapia es segura, simple, barata y requiere un mínimo esfuerzo, aunque sus beneficios terapéuticos pueden ser importantes. Casi todos hemos sentido los efectos relajantes o vigorizantes de una ducha o un baño tras un duro día de trabajo o una intensa actividad física. Cualquiera que sea la causa de estrés, la hidroterapia puede ayudarle a aliviar la tensión.

El calor, que aminora la actividad de los órganos internos, calma y relaja el cuerpo; el frío, que la acelera, estimula y vigoriza. Si siente ansiedad v tensión muscular a causa del estrés se impone una ducha o un baño calientes. Si además está cansado, pruebe con una ducha o un baño calientes seguidos de una breve ducha fría para estimular el cuerpo y la mente. Experimente con diferentes duraciones y temperaturas del agua para determinar las que más le convienen. Recuerde, el objetivo de la hidroterapia es alcanzar un estado de confort, relajación y renovación.

Los baños de hierbas pueden ser especialmente relajantes cuando sufre estrés. Existen varios modos de prepararlos:

1. Hierva media taza de hierbas en un cuarto de litro de agua durante quince minutos, en un puchero cubierto. Mientras tanto, dese una breve ducha para limpiar el cuerpo. Después, llene la bañera con agua caliente. Tire el agua de la cocción al baño, envuelva las hierbas con un paño y sumérjase durante al menos veinte minutos, mientras se frota con la manopla herbal.

2. Añada media taza de hierbas al chorro de agua del baño, a ser posible caliente. Puede cubrir el desagüe con una redecilla para no embozarlo. Sumérjase entre veinte y treinta minutos.

3. Llene una fina bolsa de paño con media taza de hierbas y échela al agua, o tape con ella el grifo, para que el agua caliente pase a través de las hierbas mientras llena la bañera. Sumérjase también entre veinte y treinta minutos.

Algunas hierbas son bastante apropiadas para los baños relajantes. Mezcle un puñado de valeriana, lavanda, tilo, camomila, lúpulo y raíz de burdock, y añádalo al baño según alguno de los métodos anteriores. Sumérjase durante treinta minutos. Otra mezcla relajante es la de un puñado de lúpulo, tilo, valeriana, camomila, milenrama y pasionaria. Antes de echar las hierbas al baño, puede mezclarlas con un cuarto de litro de agua y beberse media taza (con limón y miel, si lo desea). Mientras se baña puede leer, meditar, escuchar música relajante o, simplemente, sentarse tranquilamente, mientras se concentra y relaja.

Nutrición

Una dieta equilibrada es esencial para conservar una buena salud y permite hacer frente al estrés. Cuando pasa por un período de estrés, necesita más nutrientes, particularmente más vitaminas B, que afectan al sistema óseo, calcio, necesario para contrarrestar el ácido láctico que producen sus músculos tensos. Por ello, si le faltan nutrientes, su cuerpo no estará preparado para dominar el estrés.

Es muy importante seguir una dieta variada para asegurarse de que consume todos los nutrientes, entre cuarenta y sesenta, que necesita para seguir sano. Entre otros: vitaminas, minerales, aminoácidos (de proteínas), grasos ácidos esenciales (de aceites vegetales y grasas animales), y energía de los carbohidratos, proteínas y grasas.

Aunque la mayoría de alimentos contienen más de un nutriente, ningún alimento aporta por sí solo cantidades adecuadas de todos ellos. Cada día, debería comer las siguientes raciones de alimentos básicos:

Vegetales   3–5 (1 ración = ½ taza).

Fruta	2–4 (1 ración = ½ taza o 1 fruta).
Pan, cereales, granos	6–1 1 (1 ración = 1 rebanada o ¾ de taza de cereales).
Productos lácteos	2–3; 3–4 para adolescentes, mujeres embarazadas o madres lactantes (1 ración = 1 taza de leche o yogur, 1 loncha de queso.)
Carne, aves, pescado, huevos, legumbres	2–3 (1 ración = 85 gramos de carne magra; 2 huevos; 1/4 taza de legumbres.)

Intente seguir una dieta de alimentos enteros (no procesados): contienen la mayoría de los nutrientes y no están contaminados con aditivos dañinos o responsables de reacciones alérgicas.

Manténgase alejado de:

- La cafeína (café, té, cola y chocolate); consumida en exceso pone nervioso, inhibe el sueño y agota sus reservas de vitaminas B, necesarias para combatir el estrés.
- El alcohol, que también consume sus vitaminas B y puede alterar el sueño y la claridad de su pensamiento.
- El azúcar, que no aporta nutrientes vitales y puede provocar un subidón inmediato seguido de un bajón prolongado.

Los estudios han mostrado que el cuerpo cuando sufre estrés, agota sus reservas de nutrientes, principalmente de proteínas, vitaminas B, C y A. Las deficiencias de magnesio, que favorece la relajación de los músculos, han sido relacionadas con las personalidades de tipo A o muy estresadas. Si padece estrés prolongado o hipertensión, consuma alimentos ricos en potasio, como zumos, patatas, albaricoques, limas, plátanos, aguacates, tomates y melocotones, y en calcio, como yogur, queso, tofu y garbanzos. Si come platos equilibrados, seguramente no necesitará suplementos.

La tabla de la página siguiente incluye los nutrientes necesarios para el adecuado funcionamiento del sistema nervioso, sus fuentes naturales, la ración diaria recomendada (DRR) para prevenir enfermedades, y la dosis diaria recomendada (DDR) para mantener una salud óptima. Si le cuesta dominar el estrés, se siente cansado o nervioso, quizás deba examinar su dieta en busca de carencias de algunos nutrientes. Puede hacerlo usted mismo, anotando meticulosamente lo que come, o contar con la ayuda de un médico o nutricionista que le asesore sobre sus necesidades dietéticas. Si está falto de algunos nutrientes, especialmente alguno de los aquí mencionados, deberá alterar su dieta o tomar suplementos.

Cada persona es única y sus necesidades nutritivas varían en cierto grado. Probablemente le llevará varios meses cambiar de dieta y establecer hábitos nutritivos sanos, pero sea paciente. Si dedica un cierto tiempo a experimentar reformas en su dieta, obtendrá efectos muy positivos a largo plazo. Elija alimentos que disfrute e intente convertir las comidas en momentos agradables. Quizás considere que es inevitable comer a toda prisa, pero si planifica su tiempo y controla el estrés, descubrirá que es posible e incluso deseable dedicar aunque solo sean diez o quince minutos a comer relajadamente.

Continúe con una dieta sana y los complementos aún después del período de estrés, así prepara el cuerpo ante futuras recaídas. El objetivo es mantener una salud perfecta con una buena nutrición, ejercicio y un activo control del estrés.

Vitaminas y minerales	Fuentes	DRR	DDR
Vitamina A	vegetales, leche, hígado, riñones, aceite de hígado de pescado	5.000 i.u.	—
Vitamina B$_1$ (Thiamina)	levadura, quelpo, germen de trigo, leche, verduras, carne, hígado, ostras	1,5 mg	75 mg
Vitamina B$_2$ (Riboflavina)	levadura, germen de trigo, cacahuetes, verduras, leche, huevos, carne, aves	1,7 mg	75mg
Vitamina B$_3$	levadura, hígado, huevos, pan, arroz integral	20 mg	75 mg
Vitamina B$_6$	levadura, germen de trigo, leche, pescado, melón, coles, yema de huevo	2 mg	200 mg
Vitamina B$_{12}$	levadura, espinacas huevos, lechuga, hígado, carne	6 mcg	75 mg
Vitamina C	cítricos, tomates, verduras crudas, melón	60 mg	2-10 g
Vitamina D	leche, mantequilla, huevos, hígado de pescado, verduras	400 unidades	800 unidades
Vitamina E	yema de huevo, leche, aceites de semillas, verduras	30 i.u.	400 i.u.
Biotina	riñones, hígado, cacahuetes, verduras	150 mcg	150mcg
Calcio	productos lácteos, harina de huesos, lactato de calcio	1.000mg	3 g
Ácido fólico	verduras, hígado, levadura de cerveza	400 mcg	400 mcg
Iodina	algas y animales marinos	160 mcg	40 mg
Magnesio	verduras, maíz, manzanas, almendras, tallos de soja	350 mg	1,5 g
Potasio	verduras, granos enteros, naranjas, piel de patata	ninguna	2g

Técnicas de relajación

Meditación

Además de una parte importante de la biorretroalimentación, los ejercicios de relajación son una buena terapia. Entre ellos destaca la meditación, de la que existen muchos tipos, todos orientados a limpiar su mente de pensamientos para alcanzar un avanzado estado de conciencia. Quizás esto le parezca imposible, y seguramente lo será al principio. Su mente deberá luchar contra múltiples pensamientos: qué cocinar para la cena, cuándo recoger a los niños, esa fecha límite para su informe anual, las llamadas que debe hacer. Practicando regularmente, será capaz de calmar la mente y estar en armonía consigo mismo.

Aunque existen diferentes técnicas de meditación, lo habitual es sentarse tranquilamente, en una silla o en el suelo con las piernas cruzadas, con la espalda recta y las manos sobre las rodillas. Si le es más cómodo, también puede tumbarse, aunque la mayoría de escuelas de meditación recomiendan la posición sedente. Cierre los ojos y concéntrese en usted. Piense en la manera cómo está sentado, en cómo siente el suelo o la silla, en las sensaciones allí donde el cuerpo se toca a sí mismo. Centrarse en usted durante la meditación implica una conciencia física de su persona y una respiración adecuada.

Deje que su respiración sea pausada, profunda y rítmica. Inspire profundamente contando despacio hasta dos, espire mientras sigue hasta cuatro. Concéntrese en el finjo de aire que entra y sale del cuerpo. Sienta dónde va el aire y cómo se mueve. Llene primero el pecho, después el estómago y finalmente el abdomen inferior. Su abdomen debe expandirse y contraerse a medida que el aire entra y sale. Esta es la manera más relajante de respirar durante la meditación. Si al principio le parece forzado o incómodo, siga practicando, con el tiempo se volverá natural.

A alguna gente le gusta cantar, recitar un mantra o repetir continuamente la misma frase. Su mantra puede ser tan simple como una sola palabra, tal que «calma» o «uno». Cantar o concentrarse en un objeto delicado (como una flor o la llama de una vela) tiene un efecto casi hipnótico que puede facilitar la meditación. Alcanzando un estado de meditación relajará el cuerpo e incrementará su autoconciencia.

Aunque se ha cuestionado la meditación, desde hace años se cuenta con una evidencia científica que defiende sus resultados. En 1968, investigadores de la facultad de Medicina de Harvard analizaron a meditadores para descubrir los efectos de la meditación sobre el cuerpo.

Descubrieron que durante la meditación, los procesos del cuerpo funcionan de un modo opuesto a cuando reaccionan al estrés. Por ello, la meditación es un ejercicio válido para ayudarle a superar el estrés y la tensión. A continuación ofrecemos algunos tipos de meditación que puede practicar. Quizás descubra que unos le convienen más que otros, o que disfruta alternándolos cada vez que medita. En todo caso, recuerde que es necesaria una práctica constante para aprovechar la meditación al máximo.

En esta forma de meditación, no libera su mente de pensamientos, sino que los advierte y los deja ir. Para empezar, elija un lugar confortable y tranquilo, cierre los ojos y céntrese. Cuando un pensamiento o una sensación pase por su mente, obsérvelo y simplemente: déjelo ir. Puede ayudarle imaginar sus pensamientos y sensaciones, como objetos evasivos que aparecen y desaparecen, burbujas que afloran a la superficie de una laguna y estallan, o un pájaro que vuela sobre su cabeza y después se marcha. Por ejemplo, si la idea de limpiar la ropa entra en su mente, imagínela como una burbuja subiendo a la superficie; mírela subir y después estallar. Debería observar sus pensamientos sin ocuparse de ellos, simplemente dejándolos ir.

Meditación atenta

En este ejercicio de meditación, centre su mirada en un objeto particular pero no piense en él con palabras. Empiece eligiendo uno que le guste, puede ser cualquier cosa: una concha marina, una escultura de madera, las nubes o su árbol favorito. Una vez lo tenga ante usted, siéntese en una postura confortable, céntrese y fije su mirada en el objeto. Obsérvelo como si fuese la primera vez que lo mira; preste atención a su tamaño, color y textura, repasándolo todo con la vista.

Intente no pensar en él con palabras, sin analizarlo ni juzgarlo, pero sienta sus variadas cualidades. Cuando surjan palabras o pensamientos, obsérvelos y déjelos ir.

Meditación para relajar la tensión

La meditación es una excelente manera de ser más consciente de su tensión muscular. Para empezar, encuentre una postura confortable, concéntrese y respire profundamente. Empiece con la cabeza y centre allí su atención. Tome nota de todas las sensaciones en esa área: ¿tiene la frente fruncida, la vista cansada o la mandíbula rígida? Tras prestar atención durante un rato a cada una de esas sensaciones de su cabeza, concéntrese en el cuello. Cuando sienta tensión en cualquier parte del cuerpo, intente expulsarla relajando los músculos. Continúe de este modo, recomiendo su cuerpo, concentrándose en las sensaciones y dejando ir la tensión.

Meditación para aliviar molestias y dolores

La gente ha acabado dependiendo de la aspirina y otros analgésicos para aliviar molestias y dolores. Una fama alternativa de afrontar el dolor es no intentar librarse de él (algo a menudo imposible) sino tolerarlo. Normalmente, el dolor o irritación que sentimos en una parte del cuerpo se agrava cuando los músculos responden tensándose. Este ejercicio de meditación le permitirá relajar el área alrededor del punto dolorido.

Empiece encontrando su postura, concéntrese y respire profundamente. Por medio de la relajación, intente no moverse nada; si lo hace, observe simplemente su movimiento y después vuelva a concentrarse en la meditación. Pronto empezará a comprender cuándo está a punto de moverse. Una vez haya alcanzado este nivel de conciencia, intente concentrarse en por qué quiere moverse (¿acaso porque le duele la espalda?). Sea cual sea el problema, advierta si los músculos están tensos e intente relajarlos. Concéntrese en la incomodidad misma y en cómo la siente. Al final de su meditación, puede cambiar de posición o moverse como deseaba. Cuando lo haga, advierta la sensación: ¿se siente aliviado?, ¿más cómodo? Si aún siente alguna tensión, intente dejarla ir.

Meditar mientras se anda

La mayoría de nosotros nos pasamos el día comendo, sin dedicar tiempo a apreciar nuestro entorno, ni a discernir cómo nuestro ritmo endiablado nos afecta física y emocionalmente. Meditar mientras anda puede ayudarle a resolver ambos problemas. Cuando empiece su caminata (ya sea alrededor de la manzana, por un parque, hasta la parada del autobús o hasta su oficina), concéntrese en respirar en el abdomen, y cuente el número de pasos que da mientras inspira y espira. Por ejemplo: «dentro, uno, dos; fuera, dos, tres, cuatro». Sus pasos no tienen por qué ser uniformes, pueden cambiar en cada paso; lo importante no es la consistencia, sino la concentración en la acción de andar y respirar.

Otra forma de meditar mientras camina es centrar la atención en la experiencia de andar: ¿cómo siente las piernas y los pies? ¿qué músculos siente trabajar? ¿cuál es el movimiento de sus rodillas? ¿cómo siente el suelo bajo sus pies? Observe el paisaje, las texturas y colores de la hierba, la suciedad, el asfalto, las hojas, las piedras. Observe simplemente todas esas cosas y déjelas ir.

Meditar comiendo

Esta meditación es similar a la anterior. La mayoría de nosotros solo dedicamos tiempo a las comidas en ocasiones especiales. La comida rápida, que sin duda nos permite comer sobre la marcha, puede causar acidez, indigestiones y agravar el estrés. Intente consagrar un tiempo a meditar durante las comidas. Empiece sentándose confortablemente y respirando profundamente vanas veces. Mire por un momento su comida y constate su reacción ante ella: ¿está hambriento y dispuesto a devorarla, o le deja indiferente? Cuando esté listo para empezar a comer, fíjese en sus movimientos: su mano agarrando el tenedor, clavándolo en la comida y acercándolo a la boca. Repetir mentalmente lo que hace –agarrar, clavar, acercar, etc.– puede ayudarle a centrarse en sus acciones. Fíjese también en las reacciones de su cuerpo mientras se prepara para tornar un bocado –quizás se le hace la boca agua o su estómago empieza a agitarse– y mientras come –morder, masticar, engullir–. Siga el movimiento de la comida desde la boca hasta el esófago, retenga cualquier sensación que pueda sentir en su estómago. Mientras coma, siga concentrado en todos los movimientos y sensaciones.

Como quizás haya deducido, el objetivo de la meditación es aumentar su conciencia de las experiencias normales. Esto, a su vez, reforzará la conciencia y compresión de usted mismo: de sus pensamientos, estados de ánimo y sensaciones. Algunas veces, mientras la meditación intensifica la claridad y calma de su mente, pueden aflorar sentimientos inconscientes como el miedo o la rabia que hasta ahora ha reprimido. Si le ocurre esto, libere los sentimientos sin analizarlos durante su meditación. Si los sentimientos persisten y siente la necesidad de hablar de ellos, busque la ayuda de un amigo o especialista.

Relajación progresiva

La relajación progresiva fue desarrollada en los años veinte por el doctor Edmund Jacobson, un médico de Chicago. La técnica también es conocida como ejercicios tensar–relajar, pues eso es exactamente: tensar y relajar sucesivamente varios grupos de músculos.

Cuando empieza un programa de control del estrés, la relajación progresiva es un buen punto de partida, porque le permite saber dónde están localizados todos sus músculos. Le aporta una conciencia global de su cuerpo y del origen de su tensión.

Alguna gente está tan acostumbrada a estar tensa que ni siquiera reconoce las sensaciones de tensión. Por ejemplo, ¿nota que su cuello y hombros se tensan automáticamente cuando se sienta a conducir? O en el trabajo, ¿se aferra su mano al teléfono siempre que lo descuelga? Ante nuestros intentos de eludir o afrontar el estrés cotidiano, el cuerpo suele responder tensándose casi instintivamente. Y cuando esto ocurre a menudo, empieza a parecer normal.

La relajación progresiva, además de mejorar el conocimiento de sus músculos, aumenta su capacidad para distinguir entre un estado de tensión y otro de relajación. Por ello, cuando sienta nacer la tensión, puede recurrir a los ejercicios para desterrarla, antes de que empeore y aparezcan otros síntomas físicos como dolores de cabeza o náuseas. La relajación progresiva permite reducir la presión sanguínea, el pulso cardíaco y el ritmo respiratorio; alivia la tensión muscular, la ansiedad, la depresión y el cansancio, entre otras dolencias.

Para obtener resultados óptimos, incluya las sesiones de relajación progresiva en su rutina diaria. Dos veces al día, dedíqueles entre quince y treinta minutos, según su horario y necesidades. Encuentre un lugar tranquilo para practicar–si no en casa, quizás en la biblioteca local o en un parque–. Si desea hacerlo en el trabajo, elija un descanso o la hora de comer. Alguna gente prefiere dedicarle solo unos pocos minutos cuando siente que aparece la tensión. Cualquiera que sea su método favorito, asegúrese de elegir los momentos y lugares más propicios.

Ejercicio de relajación progresiva

Encuentre una posición confortable, tumbado de espaldas o sentado en una silla. Quítese cualquier prenda o calzado restrictivo para no distraerse o sentirse incómodo. Empiece con una zona del cuerpo –su brazo, por ejemplo y tense cada parte –por ejemplo, primero los puños, después los antebrazos, bíceps, etc.–. Mantenga la presión en cada parte durante unos cinco segundos, concéntrese en ella, y después relájela durante veinte segundos aproximadamente. Para relajarse, puede aleccionarse con frases como «relajar y dejar ir o «dejar que la tensión se vaya». Una vez acabe con un área específica, pase a la siguiente. Debería repetir el ejercicio de tensar/relajar al menos una vez con cada parte del cuerpo, aunque puede llegar a las cinco repeticiones, según lo que le parezca más cómodo y efectivo.

Durante el proceso de relajación progresiva tome nota constantemente de las diferencias entre el estado de tensión y el de relajación. Puede practicar la relajación progresiva repasando mentalmente cada parte del cuerpo, o grabando una cinta que le guíe durante el ejercicio. En este caso, no olvide hablar lentamente y añadir una pausa suficiente después de cada instrucción para dejar que la acción tenga lugar. A continuación ofrecemos un ejemplo de las instrucciones que puede grabar.

«Deja que tu cuerpo se relaje, siente cómo la tensión sale de tu cuerpo. Cierra el puño de tu mano derecha y aprieta, siente cómo los músculos se teman. Concéntrate en la tensión de tu puño, y nota como se extiende a tu antebrazo. Abre el puño y relaja la mano. Déjala colgar flácidamente;

siente la diferencia entre ahora y cuando estabas tenso. Repite lo mismo con tu mano izquierda: cierra el puño y aprieta. Siente la tensión extendiéndose a tu brazo. Deja la mano colgando y vuelve a sentir la diferencia. Pasa al brazo superior. Dobla tu brazo derecho por el codo y tensa los bíceps tanto como puedas. Siente la tensión, relaja tu cuerpo y déjala ir; advierte la diferencia entre el bíceps tenso y relajado. Repite este paso con el bíceps izquierdo. Después, relaja ambos brazos y siente cómo la tensión sale de ellos. Pasa al cuello y los hombros. Mueve los hombros hacia delante, siente la tensión y después relájalos. Empezando por la izquierda, gira suavemente el cuello hacia atrás, hacia delante y hacia la derecha. Después, devuélvelo lentamente a la izquierda. Repite la rotación y siente cómo la tensión se mueve por los músculos que rodean el cuello. Inclina la oreja izquierda hacia el hombro, y siente estirarse los músculos de la parte derecha del cuello. Devuelve la cabeza a su posición natural, respira profundamente, inclina la oreja derecha hacia el hombro y siente cómo se estiran los músculos de la parte izquierda del cuello. Devuelve la cabeza a suposición natural y respira profundamente. Inclínala hacia delante y presiona la barbilla contra el pecho; siente cómo se estiran los músculos detrás del cuello. Inclina la cabeza hacia atrás, siente la tensión en garganta y detrás del cuello. Adelanta la cabeza para devolverla a una posición natural. Siente cómo la tensión sale de tu cuello. Comprueba los hombros y asegúrate de que no están tensos. Si lo están, déjalos caer y relájate. Siente cómo se alivia la tensión y crece la relajación. Pasa a la cabeza. Cierra la mandíbula, y siente la tensión en esta y las mejillas. Relájalas y siente cómo se diluye la tensión. Abre tu boca todo lo que puedas. Siente otra vez los músculos de la cara presionando. Cierra la boca y relaja la cara. La tensión se ha ido y estás tranquilo y relajado. A continuación céntrate en los ojos. Ciérralos con fuerza, siente cómo el músculo de la cara se tensa. Relaja la cara y mantén los ojos cerrados. Frunce las cejas todo lo que puedas y siente cómo se tensan los músculos de la frente. Relájate y deja ir la tensión. Nota la diferencia entre el estado de tensión y el de relajación. Respira profundamente y espira despacio. Siente cómo la tensión sale de la cara y la cabeza. Baja hasta el pecho.

Respira profundamente, hinchando los pulmones. Contén la respiración y siente la tensión en las costillas. Espira lentamente y siente cómo desaparece la tensión. Repite este procedimiento, y tómate m descanso para respirar unas cuantas veces de forma normal. Después, inspira profundamente con el estómago. Siente cómo el estómago se llena de aire como un globo; contén la respiración y siente su tirantez. Espira lentamente y siente cómo disminuye la tensión. Tensa los músculos del estómago tanto como puedas. Mantén la tensión y después relájate. Nota la diferencia entre la tensión y la relajación que la sustituye. Ahora te sientes más relajado y tranquilo. Tu estómago está relajado, tu pecho está relajado..., tus hombros están caídos y relajados..., tu espalda descansa cómodamente sobre tu cuello y ambos están relajados..., tus brazos oscilan o descansan cómodamente..., ya no hay tensión. Toda la parte superior de tu cuerpo está profundamente relajada. A continuación, centra la atención en la parte inferior del cuerpo. Con el resto del cuerpo relajado, tensa sucesivamente las nalgas, los muslos y las pantorrillas. A cada vez, concéntrate brevemente en la tensión antes de relajarte y notar las diferencias entre ambos estados. Finalmente, curva los dedos de los pies y presiona. Siente cómo la tensión de tus pies se extiende a las piernas. Relaja los dedos. Muévelos hacia arriba y siente la tensión en las puntas de los pies y las espinillas. Relaja los dedos. Deja que la tensión salga a medida que todo tu cuerpo se relaja profundamente. Has repasado los principales músculos, tensando y relajando, permitiendo que la relajación sustituya a la tensión. Ahora, tensa todo tu cuerpo, todos los músculos que encuentres. Mantén la tensión brevemente y después relájate. Tus músculos se suavizarán. Respira profunda y pausadamente, y cada vez que espires imagina la tensión abandonando tu cuerpo. Relájate más con cada respiración.»

Entrenamiento autogénico

El término autogénico, que significa «autoregulación» o «autogeneración», se refiere a la manera cómo la mente puede influir sobre el cuerpo para equilibrar los sistemas autorregulables que controlan la circulación, respiración, ritmo cardíaco, etc. El entrenamiento autogénico relaja el sistema nervioso automático y permite controlar el estrés.

Dado que el entrenamiento autogénico no implica directamente una relajación muscular, es mejor empezar aprendiendo la relajación progresiva. El entrenamiento autogénico le enseñará entonces a responder de una manera pasiva a las sugestiones verbales y visuales que reducen la tensión. Si se centra en frases e imágenes relajantes, gracias al entrenamiento autogénico obtendrá respuestas positivas, como relajar el ritmo respiratorio y cardiaco, que extenderán una agradable sensación por todo su cuerpo.

El entrenamiento autogénico se basa en la concentración pasiva, es decir, en intentar relajarse sin esforzarse en ello (como en la relajación progresiva). Por ejemplo, en vez de afirmar «mi ritmo cardíaco disminuirá», se centra en una frase como «mi corazón late suave y regularmente o en una imagen como las ondas sobre un estanque, para inducir un estado de relajación.

En el caso del entrenamiento autogénico, como en de la relajación progresiva, para obtener los mejores resultados debe practicar dos veces al día, elegir momentos y lugares en los que no sea interrumpido, vestir prendas cómodas, y sentarse o tumbarse en una posición que conceda un apoyo total a su cuerpo. Empiece trabajando la reducción de su ritmo cardíaco y respiratorio; después, puede intentar evocar sensaciones cálidas y relajantes en su cuerpo.

Pruebe de combinar frases con imágenes para mantener la mente ocupada. Si se introducen pensamientos, simplemente obsérvelos y déjelos ir. A continuación le ofrecemos un ejemplo de sesión con frases e imágenes. Puede retenerlo mentalmente o grabarlo para guiarse durante el ejercicio.

Siéntate confortablemente y describe suavemente un semicírculo con la cabeza. Gírala de lado a lado unas pocas veces y vuelve a mirar al frente. Inspira profundamente, llena el estómago y espira lentamente.

Concéntrate en tu respiración, suave y rítmica. Imagina que tus respiraciones son como olas rompiendo en la orilla. Conserva esta imagen en la mente mientras repites: «Mi respiración es rítmica y suave..., mi respiración es rítmica y suave».

Con cada respiración, siente la relajación inundándote como las olas. Las olas alcanzan tus pies, piernas, estómago y pecho. Siente cómo también cubren los brazos, el cuello y la cabeza. Siente los brazos y las piernas cálidos y pesados. Siente las olas de relajación extenderse sobre ti. Tu respiración es tranquila, rítmica y suave.

Ahora, céntrate en el corazón. Imagina las olas de relajación sobre ti, siente tu respiración y ritmo cardíaco. Repite: «Mi ritmo cardíaco es tranquilo y regular..., mi ritmo cardíaco es tranquilo y regular. «Me siento tranquilo, relajado..., mi ritmo cardíaco es tranquilo y regular».

Tu cuerpo está tranquilo y relajado. Concéntrate ahora en tu brazo y mano derechos. Repite: «siento mi brazo y mano derechos cálidos y pesados... siento mi brazo y mano derechos cálidos y pesados». Imagina que brilla el sol sobre el brazo y la mano, siente coma el calor se extiende a través de ellos, a medida que se hacen cada vez más pesados. Repite: «siento mi brazo y mano derechos cálidos y pesados...».

Cambia de brazo, repite: «Siento mi brazo y mano izquierdos cálidos y pesados..., siento mi brazo y mano izquierdos cálidos y pesados...». Imagina otra vez el sol brillando en tu brazo y mano, siente cómo el calor se extiende a través de ellos a medida que se hacen cada vez más pesados. Repite: «Siento mi brazo y mano izquierdos cálidos y pesados...».

Concéntrate ahora en ambos brazos y manos. Los sientes calientes y pesados. Repite: «Siento mis brazos y manos cálidos y pesados..., siento mis brazos izquierdo y derecho cálidos y pesados ... ». Siente el calor fluyendo a través de tus brazos y manos hasta las puntas de los dedos. Relájate a medida que sientes los brazos y manos cada vez más cálidos y pesados. Repasa tu cuerpo de los pies a la cabeza para encontrar cualquier tensión muscular. Asegúrate de que tus hombros están caídos, tu mandíbula suelta y tus piernas relajadas. Deberías sentirte totalmente relajado, y con la cabeza libre de pensamientos.

Dirige tu concentración a las piernas. Siente cómo el calor y el peso de tus brazos se extiende a tus pies. Repite: «Siento mis piernas y pies cálidos y pesados, siento mis pies y mis piernas cálidos y pesados». Imagínate tomando el sol y siente el calor extenderse por todo tu cuerpo. Repite: «Siento mis piernas y pies cálidos y pesados.., siento mis pies y pies cálidos y pesados*. Ahora sientes todas tus extremidades cálidas y pesadas. Tu cuerpo está relajado y tranquilo, tu respiración es profunda y rítmica, tu corazón late con suavidad y constancia.

Para completar el entrenamiento autogénico, respira profundamente. Represéntate a ti mismo en la habitación. Estás tranquilo y relajado, y lo estarás más cada vez que repitas el ejercicio. Respira profundamente unas cuantas veces, abre los ojos, te sentirás relajado y despierto».

Si desea continuar con la actividad física, puede tensar los músculos durante el entrenamiento autogénico para estimularlos. Si desea bostezar, no crea que está cansado, tómelo como un sipo de que el ejercicio ha funcionado, de que está relajado y libre tensión.

Aunque el entrenamiento autogénico es efectivo en la reducción del estrés, la tensión y la ansiedad, no está recomendado para gente con desórdenes mentales graves. Antes de practicarlo debe pasar un examen físico completo. Quienes padezcan diabetes, hipoglucemia, problemas del corazón, tengan la presión sanguínea demasiado alta o baja, solo deben practicarlo bajo supervisión de un médico. Si siente algún efecto secundario adverso, intemunpa el ejercicio y consulte a un especialista en entrenamiento autogénico.

Visualización o entrenamiento imaginativo

Seguramente habrá leído la expresión: «Eres lo que crees ser». En otras palabras, que nuestros pensamientos tienen una influencia directa en nuestros forma de sentir y actuar. Por ejemplo, si tiende a tener pensamientos tristes y negativos, seguramente no es una persona muy feliz. Del mismo modo, si cree que su trabajo es suficiente para darle dolores de cabeza, probablemente volverá cada noche a casa con las sienes a punto de estallar. Es solo otro ejemplo del poder de la mente sobre el cuerpo.

Su imaginación puede ser un poderoso instrumento para ayudarle a combatir el estrés, la tensión y la ansiedad. Puede utilizar la visualización para dominar la energía de su imaginación. Dominar esta técnica solo lleva unas semanas. Intente visualizar dos o tres veces al día. A la mayoría de la gente le es más fácil hacerlo en la cama, por la mañana y por la noche antes de dormir, aunque con práctica lo hará cuándo y dónde lo necesite.

Para comenzar la visualización, siéntese o túmbese en una posición confortable y cierre los ojos. Repase su cuerpo y relaje cualquier tensión muscular que sienta. Una vez se haya relajado, empiece a visualizar una escena, objeto o lugar que le agrade y tranquilice.

Imagine cualquier aspecto de la escena e implique a todos sus sentidos. Por ejemplo, si le gusta visualizar una cascada o una montaña, imagine primero su aspecto (el agua cayendo, los árboles circundantes, el cielo, la luz del sol pasando a través de las ramas, etc.), después su olor (moho y pino), los sonidos (el agua comendo entre las rocas, el viento, los pájaros y los grillos). ¿Cómo siente el suelo bajos sus pies?, ¿rocoso y duro?, ¿blando y suave, cubierto de agujas de pino y musgo? Imagínese mascando una brizna de hierba o bebiendo el agua de la cascada, ¿qué tal sabe?

A medida que se implique cada vez más en la imagen, su cuerpo se relajará y será capaz de librarse de los problemas y preocupaciones que sentía. Para favorecer la relajación, puede interrumpir las imágenes con afirmaciones positivas como: «La tensión me abandona» o «Me siento tranquilo y relajado». Basado en el tema de su lugar favorito, aquí tiene un ejemplo de visualización que puede grabar. Si lo hace, no olvide hablar lentamente y dejar pausas generosas para que se formen las imágenes.

Siéntate o túmbate, cierra los ojos y respira profundamente. Repasa tu cuerpo e intenta relajar los músculos tensos. (Pausa larga.) Una vez sientas el cuerpo relajado, ve a tu lugar favorito... Es tranquilo y seguro, un sitio donde las preocupaciones desaparecen. Mira alrededor y obsérvalo todo. ¿Cómo te sientes aquí? Estás seguro y en paz ¿Qué oyes? Cómo huele? Anda un poco por tu lugar favorito.

Mira arriba, abajo y a tu alrededor. Fíjate en lo que ves y en cómo te hace sentir. Repite: «Me siento relajado..., mis preocupaciones han desaparecido..., la tensión ha salido de mi cuerpo». Fíjate en todos los aspectos, sonidos, olores y sensaciones de este lugar especial. Puedes volver aquí cuando quieras. Repite: «Estoy relajado ... Este es mi lugar favorito».

Cuando hayas visualizado totalmente este lugar, abre los ojos pero continua en la misma cómoda posición. Sigue respirando suave y rítmicamente, tómate tiempo para sentir y disfrutar tu relajación. Puedes estar seguro de que podrás volver a tu lugar especial cuando lo necesites.

Otro tipo de visualización es asociar la tensión a una imagen, y sustituir esta por otra más relajante. Por ejemplo, puede visualizar la tensión como una cuerda tensa, el rugir de un trueno, el color rojo, claridad extrema, martillazos constantes o una luz cegadora.

Estas imágenes de tensión pueden suavizarse y convertirse en otras más relajantes. Por ejemplo, la cuerda tensa se afloja, el trueno desaparece y cae una ligera lluvia, el rojo se convierte en una orquídea, la oscuridad da paso a la luz, el martilleo constante es sustituido por el murmullo de las cigarras y los grillos, la luz cegadora se suaviza hasta convertirse en una puesta de sol.

Cuando sienta que un músculo se tensa, imagine que es una de esas imágenes de tensión. Deje que esta se transforme en una imagen de relajación mientras se repite a sí mismo: «Puedo relajarme... la tensión ha desaparecido».

La música también es útil para relajarse y controlar el estrés, pues permite evocar sensaciones agradables y tranquilizantes a quien la escucha.

Ahora probablemente comprende mejor el papel que desempeña el estrés en su vida. Aunque el estrés moderado es a veces inevitable, el estrés crónico puede dañar su salud física y mental. Pero no importa la frecuencia, intensidad y duración del estrés, existen muchos remedios naturales que pueden ayudarle a controlarlo y a afrontar los momentos difíciles.

Ansiedad y desórdenes nerviosos

En ocasiones, nos sentimos «con los nervios a flor de piel». La raíz latina de la palabra ansiedad significa «cuerda retorcida», expresión que describe muy bien cómo se siente uno cuando tiene un ataque de ansiedad. Normalmente, la ansiedad puede ser controlada hasta cierto punto, y se desvanece cuando la situación cambia y las causas desaparecen. Pero, ¿qué pasa cuando la ansiedad llega al punto de ser diagnosticada como un desorden?

La ansiedad es considerada una enfermedad cuando es incontrolable. Los desórdenes ansiosos suponen niveles excesivos de emociones negativas (miedo, preocupación, nerviosismo, tensión, etc.) y la incapacidad de controlarlas.

Existen básicamente dos tipos de ansiedad. La exógena, provocada por un miedo identificable y ajeno a la persona, que es una reacción normal. Por ejemplo, si su hijo está enfermo con una fiebre muy alta, su ansiedad exógena es una respuesta natural a la situación. La ansiedad endógena es provocada por conflictos internos como tener que tomar una decisión difícil, aunque la causa no siempre es identificable. A veces, los síntomas de ansiedad surgen de improviso, sin razón aparente, y le hacen sentirse como si no pudiese controlar su cuerpo. Este tipo de ansiedad endógena puede ser diagnosticada como desorden ansioso. Aunque la medicación puede aliviar los síntomas en casos extremos, los tratamientos naturales también son efectivos para controlar la ansiedad y prevenir su aparición.

Las causas de los desórdenes nerviosos

Como en la mayoría de desórdenes mentales, es difícil establecer una causa exacta de los causados por la ansiedad. Dependen más bien de la combinación de factores biológicos, psicológicos y ambientales.

Los factores biológicos aluden a la composición del cuerpo, a veces desequilibrada; los psicológicos, a los comportamientos y actitudes que ha aprendido durante su vida, y los ambientales, a las causas externas de estrés: conflictos, problemas y presiones con los que debe lidiar.

Los estudios señalan un componente biológico de los desórdenes ansiosos: la inclinación a desarrollarlos es en parte heredada genéticamente. Si un pariente cercano sufre problemas de ansiedad, tiene más posibilidades de padecerlos usted también; cuanto más cercano sea el pariente, más posibilidades hay. Los estudios realizados con gemelos muestran que los gemelos idénticos son más propensos a compartir los desórdenes que los no idénticos. Estos hallazgos sugieren que la herencia genética y otros factores biológicos superan a los ambientales.

En concreto, los causantes de los síntomas de ansiedad serían los desequilibrios químicos del cuerpo. Según una teoría, ciertas terminaciones y receptores del sistema nervioso central producen demasiadas catecolaminas, estimulantes que excitan el cerebro. Al mismo tiempo, pueden darse ciertas carencias en los neurotransmisores que inhiben la estimulación del cerebro. El exceso de catecolaminas y la falta de neurotransmisores inhibidores se unen para causar los síntomas de ansiedad.

Los factores psicológicos, o la forma en que le han enseñado a pensar, pueden influir en el desarrollo de un desorden ansioso. Por ejemplo, si alguno de sus padres se quejaba muy a menudo, tiene posibilidades de ser también una persona nerviosa y preocupada.

¿Se educó en una familia en que se le prohibía tocar los perros y gatos porque parecían sucios? En ese caso, puede desarrollar una fuerte aversión hacia alguno de esos animales. Obviamente, no se trata de condiciones que causen automática y definitivamente un desorden ansioso, pero pueden aumentar las posibilidades de sufrirlo.

Los desórdenes ansiosos pueden ser reforzados por condicionamientos clásicos, un término psicológico que se refiere a la asociación de una cosa con otra. Probablemente habrá oído hablar del perro de Pavlov, un científico que consiguió que los perros asociasen el sonido de una campana con la comida. Descubrió que incluso cuando no había comida, el sonido de la campana estimulaba a los perros que, por asociación, empezaban a salivar. De forma parecida, una persona puede aprender a asociar la ansiedad con una situación, lugar u objeto particular. Por ejemplo, si sufre un ataque de ansiedad mientras compra en una tienda abarrotada, la conexión entre la ansiedad y las muchedumbres (o tiendas) se afianza en su mente.

Por ello, siempre que esté en una tienda abarrotada, podrá experimentar síntomas de ansiedad. Generalmente, esta asociación debe darse varias veces antes de que se desarrolle una fobia. Aunque se acaben los ataques de ansiedad, continuará padeciendo la fobia, convertida en un miedo condicionado.

Su mente puede jugar un papel en la difusión de la ansiedad y las fobias. Por ejemplo, si tiene un ataque de ansiedad mientras balancea a su hijo en un columpio, puede desarrollar primero un miedo a lo columpios, después a los parques, a los espacios abiertos y puede que incluso a los movimientos pendulares. De este modo, la fobia puede empezar con un objeto o situación particular, para después, por asociación, extenderse a otros objetos y situaciones, aunque no estén directamente relacionadas con la original.

Un factor psicológico llamado «refuerzo positivo» también puede perpetuar la ansiedad y las fobias. El conocido psicólogo B. F. Skinner realizó numerosos estudios y experimentos para mostrar que el comportamiento puede ser influido o reforzado mediante algún tipo de recompensa. Por ejemplo, ¿ofrece usted a su hijo dinero o algún regalo por traer buenas notas? Si lo hace, está recompensando un comportamiento. Del mismo modo, si sufre ansiedad, probablemente hace lo que puede para evitar un ataque o sus síntomas. Si evita el objeto o situación que provoca su ansiedad o fobia, y consigue prevenir un ataque, se sentirá recompensado por su comportamiento elusivo. La acción de escapar o evitar el desencadenante de su ansiedad se convierte en una recompensa en sí misma. Aunque momentáneamente pueda sentirse mejor por haber evitado el ataque de ansiedad, a la larga esta actitud refuerza la fobia, y temerá cada vez más el objeto o acción desencadenante. El ciclo se retroalimenta. Finalmente, las causas ambientales de estrés pueden provocar síntomas de ansiedad. El estrés puede ser causado tanto por un factor directo y externo (enfermedad, pérdida de empleo, problemas maritales), como por un conflicto interno (decisiones difíciles, emociones contradictorias). El estrés ambiental no suele ser tanto una causa de desórdenes ansiosos como un factor agravante. Desencadena, acelera e intensifica los síntomas de ansiedad, y debilita tanto su resistencia a otras enfermedades, como su habilidad para afrontarlos retos de la vida diaria.

Reconocer los signos

¿Siente a menudo una vaga y desagradable sensación de incomodidad o miedo? ¿Es usted inquieto, inconstante y sufre dolores musculares? Si es así, quizás padezca desórdenes ansiosos generalizados, que son exactamente lo que sugiere su nombre. Aunque no sea capaz de identificar una causa precisa, los sentimientos de ansiedad, persisten y alteran su vida cotidiana. Quizás tema que algo malo le ocurra a usted o a los demás, y esté siempre vigilando a su alrededor, aunque eso le cause irriitación, insomnio o falta de concentración.

Los desórdenes ansiosos presentan numerosos síntomas, de leves a incapacitadores. Quizás sufra uno, dos o varios, juntos o por separado. A continuación enumeramos una lista de los síntomas típicos de los desórdenes ansiosos.

- Piernas temblorosas, pérdida de equilibrio.
- Respiración entrecortada; sensación de asfixia. Si su respiración entrecortada persiste o empeora, puede desarrollar un miedo que le haga olvidar cómo respirar. Para compensar la brevedad de sus inspiraciones, alguna gente opta por la hiperventilación, responsable de estremecimientos, en-

tumecimientos o mareos. Cuando se hiperventila, inspira demasiado oxígeno y espira muy poco dióxido de carbono. Una carencia de dióxido de carbono interrumpe la señal para que el cerebro respire. Si respira en una bolsa de papel cuando se hiperventila, agotará rápidamente el oxígeno y empezará a inhalar dióxido de carbono, que indicará al cerebro que continúe con la respiración.

- Mareos, desfallecimientos y náuseas.
- Alteraciones del ritmo cardíaco, como interrupciones o aceleraciones; su corazón puede dar un latido doble y detenerse un rato antes del próximo. Puede aminorar un ritmo acelerado aplicando un masaje en un punto de la arteria carótida, que transporta la sangre del corazón al cerebro. Esta área, en la que se puede sentir el pulso, está situada en el cuello, bajo el lóbulo de la oreja, a la altura de la mandíbula. El masaje provoca una disminución refleja del ritmo cardíaco. Aunque el punto está a ambos lados del cuello, masajee solo uno para evitar la sobreestimulación.
- Dolor y presión en el pecho. Suele sentirse en el lado izquierdo del pecho, sobre el corazón, bajo la tetilla, aunque a veces también en el lado superior derecho, cerca del centro.
- Asfixia, sentirse como si su garganta o tráquea estuviese cerrada. Este síntoma puede causar miedo a comer, más ansiedad y una verdadera asfixia.
- Insensibilidad (generalmente en los brazos y la cara) y escalofríos (en los brazos, pies, manos, cara y boca).
- Breves sensaciones de calor, que pueden causar escalofríos y erupciones en la piel.
- Náusea, diarrea y dolores de cabeza.
- Comportamientos obsesivos y compulsivos. Las obsesiones son pensamientos recurrentes y no deseados que se introducen en su mente y cuesta expulsar. A veces son de naturaleza agresiva o sexual, o indican poco control de los impul-

sos (tal que la necesidad de gritar en un lugar inadecuado como un teatro). Los pensamientos obsesivos son incompatibles con un comportamiento normal y pueden hacerle sentir alocado. Las obsesiones suelen ir acompañadas de compulsiones, que son repeticiones rituales de ciertas acciones. Por ejemplo, un comportamiento compulsivo puede ser lavarse las manos demasiado a menudo o comprobar repetidamente que las puertas están cerradas. A menudo el comportamiento compulsivo es una manera de contrarrestar sus pensamientos obsesivos.

Progresión de los desórdenes ansiosos

Quienes padecen ataques esporádicos de ansiedad generalizada pueden mantener la ansiedad a raya gracias a la psicoterapia y otros tratamientos naturales. Cuando la ansiedad endógena persiste y los síntomas empeoran, puede pasar por una serie de etapas (consideradas en sí mismas desórdenes ansiosos) que en conjunto son partes de un desorden general. Tenga en cuenta que no todo el mundo desarrollará las mismas al mismo tiempo.

Pánico

¿Alguna vez ha sido presa del pánico y el terror sin previo aviso? ¡Y no precisamente viendo una película de miedo! Si es así, habrá sentido lo que se denomina un ataque de pánico. Si siente estos ataques súbitos e inesperados de dos a cuatro veces a la semana, probablemente padecerá un desorden. Los ataques de pánico suelen ocurrir en situaciones específicas, como por ejemplo mientras conduce; pero no forzosamente siempre que conduzca o solo cuando conduzca. Los ataques de pánico suelen durar de varios minutos a una hora, pero raramente más. Si sufre este desorden, puede pasar un cierto tiempo sin ansiedad y después experimentar un ataque sin aviso o causa obvia. Generalmente, los desórdenes debidos al pánico se caracterizan por las siguientes condiciones.

1. Al menos tres ataques en un período de tres semanas, sin contar las situaciones difíciles que impliquen una gran tensión.

2. Períodos específicos de aprensión y miedo con al menos cuatro de los siguientes síntomas: palpitaciones, dolor en el pecho, asfixia, mareos, pérdida del sentido de la realidad, manos y pies temblorosos, oleadas de frío o calor, sudor, desvanecimientos, miedo a morir o a volverse loco.

Si durante un ataque de pánico experimenta una gran pérdida de autocontrol, hará lo posible para prevenir el ataque o evitarlo. Por ejemplo, si siente que pierde el control, quizás se refrene para no dañar a sus hijos de algún modo, o quizás crea que para prevenir la asfixia que acompaña a los ataques solo deba comer alimentos ligeros en pequeñas cantidades. Alguna gente llega a grandes extremos para evitar un ataque, aunque suela ocurrir de todos modos. Por miedo a lo que puedan hacer, algunos se escabullen a un lugar privado en el que sufrir el ataque a solas. Desgraciadamente, este tipo de comportamiento solo perpetúa el desorden, crea fobias e impide que la persona reciba ayuda para superar su enfermedad.

Fobias

Las fobias son miedos intensos e injustificados a objetos, situaciones o actividades. A diferencia del miedo ordinario, los sentimientos son desproporcionados respecto al peligro y para aliviarlos no basta con comprender que el miedo es irracional. Las fobias pueden causar suficiente ansiedad para aligerar la vida cotidiana. Usted puede sentir fobia hacia un lugar o situación particulares si en ellos ha padecido un ataque de pánico. Por ejemplo, si tuvo un ataque de pánico en un ascensor, puede desarrollar una fobia a los ascensores o los espacios cerrados. La gente con fobias llegará al extremo para evitar sus causas y prevenir un ataque de pánico. A continuación, trataremos los tres tipos principales de fobias: fobia simple, agorafobia y fobia social.

Fobia simple

La fobia simple es un miedo persistente e irracional a un objeto o situación específicas que intentará evitar. Puede temer, por ejemplo, a las alturas, los perros, las agujas o los espacios cerrados. Quienes sufren fobia simple no suelen padecer otros problemas psicológicos, y puede que ésta no entorpezca su vida cotidiana Por ejemplo, el miedo a los ascensores puede ser un gran problema si vive y trabaja en una ciudad con rascacielos, pero no lo será si rara vez necesita subir a uno.

Las fobias simples pueden darse en todas las edades y son comunes en los niños de cuatro a nueve años, especialmente respecto a los animales como serpientes, arañas e insectos. A veces, las fobias simples pueden causar una ansiedad tal que alcance el grado de un ataque de pánico.

Agorafobia

Mucha gente cree erróneamente que la agorafobia es un miedo a salir de casa. En realidad, es un miedo a estar solo en un lugar público, abierto y abarrotado de gente, del que sería difícil huir o en el que costaría conseguir ayuda. Como puede imaginarse, la agorafobia conduce a una vida muy restringida. Si sufre esta enfermedad, probablemente evitará calles ajetreadas, tiendas, túneles, muchedumbres, puentes, ascensores o transportes públicos. Por su miedo a estar solo, necesitará a alguien que le acompañe a donde vaya. Obviamente, este modo de vida restringido puede ser motivo de depresión y de pensamientos muy negros sobre el futuro.

Es fácil ver cómo los desórdenes ansiosos graves pueden conducir a la agorafobia. Con la ansiedad, crecen los ataques de pánico y la fobia a ciertos objetos, situaciones o lugares. La agravación de la ansiedad y los miedos puede llegar a un punto en que no solo sea agorafóbico, sino que esté recluido en una sola habitación.

Fobia social

Si sufre fobia social, siente un profundo miedo por las relaciones sociales, especialmente con extraños o en situaciones en las que su miedo pueda ser interpretado negativamente (por ejemplo, en una cita o entrevista de trabajo). Siente que las situaciones sociales tienen la capacidad de hacerle sentir incómodo o humillado. Empieza a evitarlas, creyendo que es mejor estar solo y controlado, que con otros y ansioso o asustado. La fobia social puede darse con la agorafobia o desórdenes ansiosos generalizados.

Desórdenes obsesivos–compulsivos

Las obsesiones causan pensamientos que no prosperan, que la persona piensa involuntariamente y a menudo encuentra despreciables o repulsivos. Las compulsiones son estímulos irrefrenables para realizar comportamientos específicos de modo ritual y repetitivo. Representar un acto ritual puede prever la ansiedad y contrarrestar los pensamientos obsesivos; no hacerlo puede causar sentimientos de ansiedad. Las obsesiones y compulsiones son dos problemas distintos que a menudo concurren juntos en lo que se denomina desorden obsesivo–compulsivo.

Un ejemplo de obsesión asociado a un comportamiento obsesivo es la idea de infectar (o ser infectado) con gérmenes al dar la mano a alguien. Esta obsesión puede asociarse a un lavado compulsivo de las manos para prevenir la contaminación. Los desórdenes obsesivo–compulsivos, relativamente raros, afectan a hombres y mujeres por igual. Los detalles particulares de cada caso pueden ir ligados a sus deseos, miedos e impulsos inconscientes. Por ejemplo, comprobar compulsivamente que el horno está apagado puede reflejar un deseo inconsciente de ser destructivo de algún modo, por ejemplo, con una esposa que ha sido infiel.

Estrés postraumático

Si ha padecido situaciones o sucesos muy estresantes como un accidente de avión, una catástrofe natural, un bombardeo, una agresión o combatir en una guerra, puede sufrir un desorden ansioso conocido como estrés postraumático. Esta enfermedad hace que experimente de nuevo el suceso traumático en forma de pensamiento y sensaciones no deseados. Los pensamientos pueden acometerle despierto o en sueños, y los episodios son tan turbadores que puede alejarse del mundo exterior. El estrés postraumático puede causar depresión, ansiedad, irritabilidad, sentimientos de culpa, rabia y vergüenza.

El estrés postraumático puede afectar a cualquiera que se exponga a suficiente estrés, a cualquier edad. A veces aparece pasado un tiempo. En los casos graves, la prioridad es calmar al paciente y prevenir un mayor estrés; más adelante el paciente podrá comprender la experiencia. En los casos crónicos, la ayuda de un amigo o familiar puede calmar al paciente, aunque la gente no debe depender absolutamente del paciente, sino simplemente estar allí para él o ella. La psicoterapia puede ayudar al paciente a comprender el significado del trauma y distinguir las interpretaciones realistas de las irracionales.

Tratamientos naturales para desórdenes ansiosos

La medicina holística estudia tres niveles del ser humano afectado por la enfermedad (físico, emocional y mental). En el caso de los desórdenes ansiosos, estos niveles se convierten en el fisiológico o biológico, el ambiental y el psicológico. Si la ansiedad es grave, los medicamentos son efectivos v necesarios para tratar las causas fisiológicas.

También lo son los tratamientos naturales, como las hierbas medicinales y la hidroterapia, pero a diferencia de la medicina convencional, estos también pueden tratar las causas ambientales y psicológicas.

Aprendiendo a controlar las causas ambientales y los aspectos psicológicos, puede aliviar la ansiedad y prevenir su aparición. El tratamiento convencional de los desórdenes ansiosos incluye la psicoterapia y el uso de tranquilizantes, somníferos y antidepresivos. Aunque estos medicamentos pueden causar efectos secundarios perjudiciales como la adicción, suelen ser necesarios para tratar las cansas biológicas de los casos graves. Existen además tratamientos naturales para aliviar y prevenir la ansiedad, especialmente efectivos en combinación con la psicoterapia.

Si cree padecer un desorden ansioso, debería consultar a un psicólogo o psiquiatra para recibir un diagnóstico preciso. En el caso de ansiedad grave, ataques de pánico, fobias extremas y desórdenes obsesivo–compulsivos, la medicación suele ser necesaria para aliviar los síntomas y poder recibir psicoterapia, control del estrés y otros tratamientos naturales. Si no se le ha diagnosticado médicamente un desorden ansioso pero experimenta sentimientos de ansiedad o fobias, la medicina natural puede ayudarle a aliviar los síntomas mientras aprende a controlar las causas de estrés. Considere los siguientes tratamientos naturales y utilícelos para aflojar su cuerda retorcida.

Acupuntura

En la medicina china no hay separación entre la mente y el cuerpo. Cada uno de los meridianos está asociado a un órgano particular o zangfu un elemento, una emoción, una estación, un color, etc. Un desequilibrio de chi en un meridiano particular o zangfu puede causar síntomas físicos, mentales y emocionales. Cuando las emociones perduran un cierto tiempo o son el resultado de un acontecimiento especialmente traumático, pueden convertirse en causas de enfermedad.

Pero las emociones también pueden ser el resultado de un desequilibrio en el flujo de chi: por ello, se consideran tanto la causa como el síntoma de un desorden. Por ejemplo, la rabia prolongada puede dañar la esfera energética del hígado, el órgano con el que está asociada. Y un desequilibrio en la esfera energética del hígado puede provocar una rabia constante o, al contrario, la incapacidad de sentir rabia. Cada emoción afecta al flujo de chi de un modo diferente. Por ejemplo, con la rabia, el chi sube hasta el cuello y los hombros, mientras que con el miedo, desciende hasta los pies. Todos lo hemos sentido alguna vez: abatimiento cuando tenemos miedo, tensión en el cuello y los hombros cuando nos enfadamos.

Dado que las emociones afectan al flujo de chi, si padece un estrés constante, su chi acabará acostumbrándose a un flujo alterado. De este modo, se desarrolla en los músculos una tensión que afecta a su vez a los órganos internos. Por ejemplo, alguien que siempre esté enfadado puede padecer dolencias como la hipertensión o migraña por tener demasiado chi en la parte superior del cuerpo.

La acupuntura puede ser una terapia muy efectiva para tratar desórdenes ansiosos porque equilibra el flujo de chi, y refuerza las esferas energéticas subyacentes afectadas por la ansiedad. Desde una perspectiva occidental, la acupuntura alivia el estrés porque relaja la tensión en los músculos y de este modo aumenta el flujo de sangre, linfa e impulsos nerviosos hacia las áreas afectadas. Obviamente, la acupuntura también es efectiva para tratar síntomas físicos del estrés y la ansiedad como insomnio, dolores de cabeza tensión en el pecho y los hombros, náuseas, diarrea, palpitaciones, etc. El tratamiento específico depende del tipo y severidad de los síntomas. Los tratamientos de acupuntura contra la ansiedad, por ejemplo, requieren una sesión por semana durante diez a doce semanas.

Acupresión

La acupresión puede aliviar la ansiedad y el nerviosismo porque aumentando la circulación sanguínea a través del cuerpo logra un efecto relajante sobre los músculos y la mente. Cuando descarga la tensión física, calma la mente; cuando su mente está tranquila, obtiene una nueva perspectiva de los problemas que subyacen bajo su ansiedad o sus fobias.

Estos son algunos de los puntos de acupresión que le ayudarán a aliviar la tensión y la ansiedad.

CV 17: Centro del pecho

Este punto está localizado en medio del esternón, a la altura del cuarto espacio intercostal (bajo la cuarta costilla), aproximadamente cuatro dedos por encima de la base del hueso. Cierre los ojos, respire lenta y profundamente, y aplique una presión suave y constante sobre ese punto con los dedos índice, corazón y anular. Imagine que descarga su tensión cada vez que respira, que los sentimientos ansiosos abandonan su mente.

Punto del tercer ojo (Yintang)

Como sugiere su nombre, este punto está situado justo entre las cejas, en la unión de la frente con el puente de la nariz. Presione encima mientras respira profundamente para mitigar el nerviosismo.

B 10: Pilar celeste

Estos puntos son excelentes para aliviar la tensión y el insomnio causados por la ansiedad. Están situados en los tendones del cuello, aproximadamente dos centímetros bajo la base del cráneo y uno por encima de la columna.

GB 21: Puente del hombro

Para mitigar la irritación, frustración, tensión y nerviosismo, presione este punto situado en la cumbre del músculo del hombro, a medio camino entre el omoplato y la espina dorsal. (No hacerlo durante el embarazo.)

P 6: Puente interior

Estos puntos están en el centro de la parte interior del antebrazo, aproximadamente tres dedos por encima de la base de la muñeca. Presionar suavemente encima puede aliviar la ansiedad, las palpitaciones y las náuseas.

H7: Puente espiritual

Para combatir el miedo, el nerviosismo y la inestabilidad emocional, presione los puntos situados en el pliegue interno de las muñecas, del lado del dedo meñique. No tiene por qué usar todos los puntos de acupresión descritos. Encuentre aquellos que más le benefician, o cámbielos en cada sesión. Practique la acupresión durante veinte minutos dos veces al día durante una semana. Si no siente ninguna mejora y su ansiedad persiste, consulte a un acupresor, naturópata o psicoterapeuta para que le ayude a desarrollar un tratamiento efectivo.

Técnicas de respiración

Cuando sufre ansiedad, puede sufrir una hiperventilación: al ser su respiración rápida y superficial no llega suficiente oxígeno a los órganos. He aquí un ejercicio adicional que puede usar como calentamiento antes de la acupresión o los ejercicios rutinarios.

«Póngase de pie con los pies ligeramente separados y los brazos colgando. Mientras inspira, levante sus brazos lentamente a los lados, con las palmas hacia arriba, y estírelos por encima de la cabeza. Cuando espire, chasquee los dedos y gire las palmas hacia el cielo. Vuelva a inspirar, estire la cabeza e inclínela suavemente hacia atrás. Mientras espira, incline la cabeza hacia delante y baje suavemente los brazos. Repita este ejercicio varias veces.»

El objetivo de estos ejercicios de respiración es aprender a respirar de una manera profunda y rítmica. Intente incluir los ejercicios de respiración y relajación en su vida diaria. Las técnicas de respiración no curarán la ansiedad, pero le relajarán para que pueda beneficiarse de otros tratamientos.

Ejercicio

Cualquier tipo de ejercicio puede ayudarle a aliviar el estrés, la tensión y la ansiedad. Si elimina el exceso de emociones negativas y adrenalina mediante la actividad física, se tranquilizará y podrá afrontar mejor los conflictos que causan su ansiedad. Tal como discutimos en capítulos anteriores, si cuenta con la autorización del médico, debería entrenarse al menos tres veces a la semana durante veinte minutos. El tipo de ejercicio que elija depende de sus gustos, el clima y el lugar donde vive. Por ejemplo, no debería elegir la natación si tiene problemas para encontrar una piscina. Cuanto más difícil sea encontrar dónde hacer ejercicio, más probabilidades tendrá de abandonar. Elija una actividad que disfrute y sea compatible con su horario. Haga saber a su médico los ejercicios que practica para asegurarse de que son adecuados para usted.

Existen dos tipos de ejercicio especialmente adecuados para la relajación: uno del que probablemente habrá oído hablar, el yoga, y otro que quizás no le sea tan familiar, el tai chi chuan.

Yoga

Aunque el yoga tiene mil años de antigüedad, en Occidente solo se han reconocido recientemente sus aplicaciones terapéuticas. La premisa subyacente del yoga es que si el cuerpo, mente y espíritu están integrados, la persona está sana. El yoga no solo significa posturas corporales, sino también una respiración profunda, controlada y centrada en una actitud positiva. Piense en practicar yoga regularmente, es un excelente ejercicio para cualquiera que no pueda tolerar el estrés por problemas de corazón: tonifica y estira los músculos sin agotar las energías o interrumpir el riego sanguíneo.

Aunque se venden muchas cintas de vídeo y libros sobre yoga, piense en seguir clases, especialmente si en un principio es escéptico. Un profesor puede enseñarle la manera más indicada de mover el cuerpo, y si tiene algún problema con una pose, le sugerirá movimientos alternativos, Además, una clase es obviamente una manera divertida de conocer a gente con intereses comunes y de motivarse para seguir adelante.

Practique las posturas de yoga antes de comer, en una habitación bien ventilada. Asegúrese de que su ropa es amplia y cómoda. Puede extender una manta o una toalla sobre el suelo si lo desea. En general, debería equilibrar los estiramientos hacia atrás y hacia delante. Estas son algunas de las posturas.

El arco

Túmbese boca abajo y agárrese los tobillos. Mientras inspira, alce sus piernas, pecho y cabeza de tal modo que su espalda se arquee. Contenga la respiración durante un rato y cuando espire vuelva estirarse boca abajo. Repítalo tres o cuatro veces. (Contraindicaciones: Úicera péptica, hernia, problemas de tiroides o endocrinos. Es un ejercicio agotador que solo debería intentar cuando su cuerpo sea lo bastante flexible.)

La cobra

Túmbese boca abajo con los dedos de los pies estirados. Sitúe las manos sobre el suelo, justo por encima de los hombros, inspire y levante del suelo la cabeza, pecho y abdomen superior. (Asegúrese de que su ombligo sigue pegado al suelo.) Mantenga la respiración, siga en la misma posición y espire mientras baja el cuerpo hasta el suelo. Repítalo seis veces. (Contraindicaciones. Úlcera péptica, hernia, hipertiroidismo.)

El muerto

Túmbese de espaldas, con las piernas ligeramente separadas, los brazos junto al cuerpo con las palmas de las manos hacia arriba. Respire lenta y profundamente, y concéntrese en dejar ir la tensión. Puede practicar ejercicios de tensión–relajación en diversas partes del cuerpo. Una vez haya recorrido todo el cuerpo, relájese, sienta cómo la tensión se escapa y se filtra en el suelo.

El pez

Túmbese de espaldas y álcese sobre sus brazos y codos. Deje caer la cabeza hacia atrás, levante el pecho, arquee la espalda y baje suavemente los codos hasta que la punta de su cabeza se apoye en el suelo. Debe apoyar su peso sobre la cabeza y las nalgas. Deje ir toda su tensión, respirando profunda y rítmicamente, y mantenga la pose durante treinta segundos. Mueva los codos hacia atrás para sostenerse, levante lentamente la cabeza y vuelva a estirarse en el suelo.

La presa

Siéntese sobre sus talones y levante el brazo derecho. Baje lentamente su mano detrás del hombro hasta tocar la columna. Doble su brazo izquierdo por detrás de la espalda e intente juntar las manos. Mantenga esta posición, relájese y repítalo cambiando los brazos.

Rodilla contra el pecho

Túmbese de espaldas y acerque sus rodillas hasta el pecho. Agárrese las rodillas, balancéese suavemente para relajar la columna y después baje las piernas. Mientras inspira, acerque su rodilla derecha al pecho, cójala con ambas manos y, mientras contiene la respiración, incline su cabeza para tocar la rodilla con la nariz, tan lejos como le sea confortable. Mantenga esta posición durante diez segundos antes de espirar y bajar la cabeza hasta el suelo. Repítalo cinco veces con cada pierna. Después, levante ambas rodillas hasta el pecho mientras inspira, tóquelas con la nariz y mantenga esta posición un rato, antes de espirar y relajar todo el cuerpo.

La langosta

Túmbese boca abajo con la barbilla sobre el suelo y los puños bajo la ingle. Mientras inspira, levante una pierna y déjela así un rato. (No fuerce sus piernas levantándolas demasiado alto, forzaría los músculos inferiores de la espalda.) Espire, baje la pierna y repítalo con la otra pierna Quizás solo pueda hacerlo una o dos veces al principio, pero con práctica fortalecerá los músculos de la espalda. Cuando esté más preparado, podrá levantar ambas piernas a la vez. (Contraindicaciones: problemas de espalda o hernia.)

La montaña

Siéntese en el suelo con las piernas cruzadas, y levante los dos brazos con las palmas enfrentadas y las puntas de los dedos tocándose. Estire los brazos hacia arriba, respire profundamente de cinco a diez veces; con la última espiración, bájelos.

El carro

Túmbese sobre la espalda y ponga los brazos bajo las nalgas para poder aguantarse. Levante las piernas lentamente y páselas por encima de la cabeza hasta que los dedos de los pies toquen el suelo. Si no puede llegar tan lejos, apoye simplemente las rodillas sobre la frente. Sus brazos deben estar junto al cuerpo, con las palmas sobre el suelo. Relaje los brazos y los hombros, mantenga sus piernas todo lo rectas posible (a menos que practique la segunda versión), y respire profunda y rítmicamente.

Estiramiento posterior

Siéntese en el suelo con la pierna izquierda estirada hacia fuera, y acerque el talón derecho al cuerpo. Inspire, levante los dos brazos, mantenga la respiración e inclínese hacia delante hasta alcanzar el tobillo izquierdo, de forma que su cabeza caiga hacia la rodilla; espire. Si no puede alcanzar el tobillo, llegue tan lejos hacia su pantorrilla como le sea confortable. Sienta cómo se estiran sus músculos e intente llegar más lejos. Mantenga la posición durante un minuto, mientras se concentra en dejar escapar la tensión. Inspire, levante los brazos sobre la cabeza y espire mientras los baja a los lados. Repítalo cambiando de pierna y después con ambas piernas estiradas. (Contraindicación: hernia discal.)

Rotación con el hombro

Siéntese o póngase de pie en una posición cómoda. Describa con los hombros cinco círculos hacia delante y cinco hacia atrás. También puede practicar este ejercicio con un solo hombro a la vez.

Sobre los hombros

Túmbese de espaldas y ponga los brazos bajo las nalgas. Inspire, doble las caderas y levante las piernas hasta dejarlas en posición vertical. Apoye los codos en el suelo para que sus manos puedan soportar su espalda, y pegue la barbilla al pecho. Mantenga la posición mientras se sienta cómodo, respire lenta y rítmicamente. (Contraindicaciones: hipertensión, dilatación de hígado o bazo.)

Doblarse

Siéntese en el suelo con las piernas estiradas. Doble su pierna izquierda hasta ponerla bajo su muslo derecho, y cruce su pie derecho sobre su pierna izquierda, de manera que descanse sobre la rodilla izquierda. Con su mano izquierda, agarre los dedos de su pie derecho rodeando la rodilla izquierda. Inspire mientras pasa su brazo derecho tras la base de la espalda, con la palma de la mano hacia fuera. Gire el tronco y la cabeza hacia la derecha Mantenga la posición mientras se sienta cómodo. Repítala hacia el otro lado. Al principio quizás no sea capaz de doblarse tanto, pero con práctica su cuerpo se volverá más flexible. (Contraindicaciones: operaciones de espalda.)

Uddiyana

Póngase de pie con los pies separados y las rodillas ligeramente dobladas. Inclínese hacia delante, arqueando la espalda y colocando las manos sobre los muslos. Espire del todo, pegando el abdomen hacia la columna. Manténgase así durante varios segundos. Después, relájese y repítalo con otra espiración. Su objetivo debe ser aumentar el número de movimientos posibles en una sola exhalación.

Yoga Mudra

Siéntese con las piernas cruzadas, espire. Ponga sus brazos tras la espalda y con una mano agarre la muñeca contraria. Inclínese hacia delante hasta que su frente toque el suelo. Mantenga esta posición y después reincorpórese mientras inspira. Practique este ejercicio durante diez minutos.

Saludo al sol

A diferencia de los anteriores ejercicios, basados en movimientos aislados, este consiste en un flujo de movimientos que trabajan cada parte del cuerpo. Los yoguis creen que es importante postrarse ante el sol, la fuerza universal de la vida.

- Póngase de pie, junte los pies y las manos (póngalas delante del pecho, como si rezara). Sea consciente de todo su cuerpo.
- Inspire profundamente, levante los brazos, estirados, con las manos separadas, e inclínese hacia atrás suavemente.
- Mientras espira, inclínese hacia delante; mantenga las piernas rectas e intente tocar el suelo.
- En esta posición, estire la pierna derecha todo lo atrás que pueda, doblando la rodilla izquierda. Apóyese en las manos, el pie izquierdo, la rodilla derecha y los dedos del pie derecho (como un corredor estirándose). En esta posición, incline la cabeza hacia atrás y mire al techo.
- Inspire y contenga la respiración. Acerque su pie izquierdo al derecho y levante el tronco hasta formar un arco triangular con su cuerpo. Deje caer la cabeza entre los brazos e intente mantener los pies planos en el suelo.
- Espire. Contenga la respiración y baje el cuerpo, sin que el abdomen ni las caderas toquen el suelo.

- Mientras inspira, alce el cuerpo hasta la posición Cobra.
- Espire y levante de nuevo el tronco para formar otro arco triangular.
- Mientras inspira, adelante su pie izquierdo y baje la pierna derecha (posición 4).
- Espire, acerque el pie derecho al izquierdo, sin levantar las manos del suelo, estire sus piernas y levante las nalgas.
- Inspire mientras se levanta, alzando los brazos sobre la cabeza, con las manos separadas, e inclínese hacia atrás.
- Espire, enderécese y vuelva a la posición del principio, con las manos juntas ante el pecho, como si rezase.

Tai chi chuan

El Tai chi chuan fue desarrollado hace siglos por monjes taoístas chinos. Según ellos, una práctica diaria de veinte minutos puede rejuvenecer el cuerpo y prolongar la vida. El Tai chi es un ejercicio de movimientos precisos y controlados. Existen más de cien para ejercitar cada parte del cuerpo, desde los ojos hasta los dedos de los pies. Los movimientos, realizados con lentitud y delicadeza, son apropiados para todos, desde niños a ancianos, porque exigen poco esfuerzo físico.

El Tai chi aporta beneficios fisiológicos y psicológicos. A diferencia de los ejercicios ordinarios, el Tai chi no acelera el pulso cardíaco, algo importante para quienes padecen del corazón. También tiene un efecto relajante sobre su mente y su sistema nervioso. De hecho, la relajación completa es un principio esencial del Tai chi. Debe relajar todos los músculos y realizar los ejercicios con movimientos tranquilos y suaves. Los movimientos mismos relajan: se apoya sucesivamente en cada pie, y describe círculos y arcos. A diferencia de los ejercicios calisténicos comentes, que no suelen trabajar más de una parte del cuerpo a la vez, el tai chi requiere que todo el cuerpo se mueva al unísono. A medida que pasa de un movimiento al otro, el ejercicio parece menos cansado y estimula una sensación de paz y estabilidad emocional.

La esencia del Tai chi chuan es el chi, o energía vital, que puede ser cultivada con ejercicio. El chi se almacena en un lugar dentro del vientre, ocho centímetros por encima del ombligo, y puede circular por todo el cuerpo. Según la medicina y sabiduría orientales, el cultivo del chi rejuvenece y prolonga la vida.

Para experimentar los beneficios del Tai chi chuan, es necesaria una práctica regular. La mejor manera de aprender es seguir las lecciones de un experto. El Tai chi se ha vuelto muy popular en las dos últimas décadas, actualmente se enseña en algunas escuelas de ases marciales.

Hierbas medicinales

Muchas hierbas tienen un poder sedante cuando se beben como infusiones o decocciones. La medicina natural las llama nervinas. Las infusiones son tés elaborados haciendo pasar agua hirviente a través de hierbas; las decocciones se elaboran hirviendo las hierbas en un cazo cubierto. Estas bebidas herbales pueden usarse contra la ansiedad o como tratamiento regular para fomentar la tranquilidad global. La receta general para elaborar tés medicinales es:

4 partes de hierbas

1 parte de hierbas aromáticas

1 parte de hierbas demulcentes

Tanto si opta por un solo tipo hierbas como por una mezcla, añada una cucharadita por cada taza de agua. Las hierbas aromáticas sirven para especiar los tés y darles aroma. Algunas incluyen pimienta inglesa, anís, alcaravea, cardamomo, canela, clavo de especia, cilantro, jengibre, piel de limón y naranja, semillas de vainilla. Las hierbas demulcentes tienen cualidades calmantes que previenen cualquier imitación interna, como el ardor de estómago; entre ellas, encontramos arrurruz, borraja, fárfara, regaliz, raíces de malvavisco, harina de avena, sasafrás y corteza de olmo.

Debería beber de una a tres tazas de té cada día en dosis de media taza. Es mejor hacer solo una o dos tazas cada vez para asegurarse de que el té siga fresco.

Las siguientes hierbas son nervinas o tranquilizantes:

Buglosa

Haga una infusión para calmar los nervios con una cucharadita de hierbas y una taza de agua hirviendo; puede añadir lima o flores de tilo.

Catnip

Alivia los problemas de estómago pero es especialmente útil como nervina. Para hacerse una infusión, añada 28 gramos de hierbas en medio litro de agua hirviendo. Espere a que se enfríe antes de beberla.

Camomilla

Es una suave nervina que también alivia los estómagos alterados. Hierva 28 gramos de flores en medio litro de agua durante quince minutos; fíltrelo y añada miel para darle sabor.

Fiebrigia

Para calmar los nervios, haga una infusión con 28 gramos de hierba en medio litro de agua hirviendo. Enfríe antes de beber.

Lúpulos

Para hacer un té con el que combatir el insomnio, hierva en un cazo una cucharadita por cada taza de agua, durante diez minutos. Fíltrelo, añádale miel y limón para darle sabor. Para dormir, también puede llenar una pequeña bolsa o almohada con flores de lúpulo, rociadas con un poco de alcohol para liberar los aceites esenciales.

Mullein

Beba dos tazas de este té cada día para combatir la ansiedad. Para contrarrestar su desagradable olor puede añadir hierbas aromáticas como trébol o canela.

Pasionaria

Este sedante alivia la tensión nerviosa y el insomnio. Añada entre media y una cucharadita de hierbas en una taza de agua hirviendo. Beba la infusión cada tres o cuatro horas.

Menta

Es una hierba excelente para un estómago dolorido o nervios a flor de piel. Mezcle partes iguales de menta, semilla de alcaravea y betónica hasta llenar una cucharadita. Haga una infusión con una taza de agua hirviendo durante quince minutos. Fíltrela y endúlcela antes de beber.

Casquete

Es una de las mejores nervinas. Hierva una cucharadita en una taza de agua durante diez minutos. Fíltrelo y endúlcelo antes de beber. Debería beber dos tazas cada día en dosis de media taza. Para tratar dolores de cabeza, combine partes iguales de casquete, salvia y menta; hierva una taza de la mezcla en una taza de agua durante diez minutos. Beba una taza caliente siempre que lo necesite.

Valeriana

Además de ser un eficaz sedante y analgésico, combate el insomnio. Hierva en medio litro de agua una cucharadita de polvo de raíz de valeriana, durante diez minutos. Fíltrelo y añada un poco de miel para darle sabor. Beba una taza al día antes de irse a la cama. Las dosis mayores o más frecuentes pueden causar dolores de cabeza, nerviosismo o vértigo.

Verbena

Para obtener un sedante, haga una infusión con una cucharadita de hierbas en una taza de agua hirviendo, durante quince minutos.

Homeopatía

Aunque la ansiedad crónica debe ser tratada por un homeópata especializado, en el caso de episodios breves, puede aplicar los remedios usted mismo. Consulte una Materia médica para relacionar sus síntomas con el remedio que tenga las características más similares.

Puede obtener sus remedios en una farmacia homeopática o encargarlas por correo. Guarde los remedios en el mismo recipiente en el que vienen, y aléjelos de la luz diaria, el calor y los olores. Cuando use un remedio, procure no contaminarlo tocando el interior del recipiente o dejándolo abierto.

Empiece con una potencia x6 y tome dos tabletas cada dos o cuatro horas. La frecuencia depende de la gravedad de la enfermedad. Una vez empiece a sentir mejoría, aumente los intervalos entre las dosis, y cuando parezca que los progresos están encarrilados, interrumpa el tratamiento. Si usa el remedio más tiempo del necesario, puede que los síntomas reaparezcan. Ingiera el remedio con la boca limpia de bebida, comida, tabaco, pasta de dientes o tónico bucal. Deje que la tableta se disuelva en la boca en vez de tragarla con agua, y no ingiera nada excepto agua en los quince minutos siguientes. Cuando usa remedios homeopáticos, es mejor no tomar ninguna otra medicación como aspirinas, jarabe contra la tos, somníferos, laxantes, etc.; ni preparados tópicos como linimento, antiséptico o productos que contengan alcanfor, o incluso café, que puede neutralizar ciertos remedios homeopáticos. Sin embargo, no debería interrumpir ninguna medicación prescrita por su médico sin consultarle. No use los remedios homeopáticos como sustituto de ningún tratamiento médico en curso.

Los siguientes remedios pueden ser útiles para combatir los síntomas de la ansiedad.

Acónito

Síntomas: miedo, ansiedad e inquietud; intolerancia al dolor; dolores seguidos de entumecimiento y hormigueo; debilidad o vértigo al despertar; sed persistente; fiebre súbita, con una mejilla roja y otra pálida; difteria en los niños; dolor y ansiedad al orinar; dolor en el ojo; palpitaciones en la cabeza. Empeorado por: las mañanas, tumbarse sobre la zona afectada, habitaciones caldeadas, música, tabaco, viento frío y seco. Mejora con: el aire libre.

Arsenicum album

Síntomas: ansiedad, inquietud, miedo, irritación, debilidad y agotamiento. Desea aire libre pero es sensible al frío; estornuda y se pone ansioso cuando se resfría; su asma empeora después de medianoche; teme sofocarse mientras está acostado; padece somnolencia durante el día e insomnio por la noche; la sed le hace beber con frecuencia; vomita y tiene diarrea tras comer y beber. Empeorado por: el frío, tumbarse sobre el costado derecho, la visión o el olor de comida pasada la medianoche, comida y bebida frías. Mejora con: el calor, la cabeza alzada, las bebidas calientes.

Gelsenium

Síntomas: nerviosismo; aprensión; ansiedad antes de un examen o exposición pública; cansancio; dolor en todo el cuerpo; pesadez de los miembros, cabeza y párpados; dolor de cabeza; dolor en el cuero cabelludo; garganta dolorida, poca sed; mareos; temblores; cansancio y apatía. Empeora con: ansiedad anticipatoria, malas noticias, esfuerzo mental, obsesionarse por las dolencias. Mejora con: el aire libre, el movimiento continuo, orinar y sudar más, los estimulantes.

Fósforo

Síntomas: ansiedad, miedo y debilidad asociados con la ronquera; pesadez en el pecho; tos seca; ardor en el estómago, abdomen y entre los omoplatos; desear y vomitar bebidas frías; náusea; sudores fríos. Empeorado por: la tarde; tumbarse sobre el lado dolorido; tensión física o mental: cambio de clima; estar mojado cuando hace calor; comida o bebida calientes. Mejora con: el aire libre, dormir, fricciones, bebidas frías.

Pulsatilla

Síntomas: sensibilidad; llanto; necesidad de atención y simpatía; humor variable; deseo de aire libre; sensibilidad al calor: boca seca y falta de sed, estómago vulnerable a las comidas ricas; pensamientos recurrentes que causan insomnio; resfriados; tos agravada por la noche; periodo menstrual atrasado y flujo reducido. Empeorado por: el anochecer; comidas ricas en grasas; habitaciones calientes; descansar sobre el lado izquierdo o el dolorido. Mejora con: movimiento; aire libre; comida y bebida frías aplicaciones frías.

Hidroterapia

La hidroterapia no cura los desórdenes ansiosos pero puede aliviar la tensión, el nerviosismo y otros síntomas que acompañan a los ataques de ansiedad. Los baños calientes, con o sin hierbas, son especialmente útiles. Una vez relajado, podrá comprender las causas de su ansiedad. Añadidas a su baño, las siguientes hierbas pueden calmar los nervios y aflojar la cuerda retorcida.

Hojas de catnip
Flores de sauce
Camomila alemana
Flores de lúpulo
Corteza de castaña
Flores de jazmín
Flores de tilo
Hojas de casquete
Raíz de valeriana

Cuando se sienta agobiado por la tensión y la ansiedad, con las siguientes hierbas podrá darse un bario estimulante y rejuvenecedor:

Hojas de bálsamo
Hojas de albahaca
Hojas de laurel
Flores de camomila común
Semillas y hojas de hinojo
Lavanda
Piel de limón
Verbena de limón
Pétalos de caléndula
Flores de reina de las prados
Hojas y flores de naranja

Hojas de menta

Agujas de pino

Capullos de rosa

Hojas de romero

Salvia

Menta verde

Sándalo blanco

Flores de milenrama

También alivian la ansiedad las compresas húmedas y calientes sobre la espina dorsal, los baños de pies calientes, y las botellas de agua caliente en los pies. Otro método útil es envolverse con mantas húmedas: extienda dos grandes sábanas sobre la cama; ponga una manta seca encima; moje una sábana de algodón en agua fría, escúrrala y póngala al lado; dese un baño caliente y, sin secarse, envuelva la sábana mojada en torno suyo; túmbese sobre la manta seca, envuélvase en ella y cubra todo su cuerpo con las otras dos sábanas.

Asegúrese de que se ha envuelto con fuerza, especialmente alrededor del cuello. La manta y las sábanas secas impiden que el aire enfríe el cuerpo y calientan la sábana mojada, que hace de compresa caliente.

Nutrición

Si sufre problemas de ansiedad, asegúrese de seguir una dieta rica en alimentos enteros. Evite el azúcar, la cafeína y el alcohol, que tienen un efecto estimulante o depresivo sobre el humor. Quizás haya oído que las vitaminas B son buenas para sus nervios; es absolutamente cierto. Una carencia de niacina (vitamina B3) puede provocar nerviosismo, paranoia, irritabilidad y aprensión; una de riboflavina (B2) puede provocar histeria, depresión o aletargamiento.

La vitamina B12 es esencial para el correcto funcionamiento del sistema nervioso. Complemente su dieta con complejos de vitamina B, tomando 50 miligramos dos o tres veces al día. Si el período de ansiedad remite, reduzca la dosis a una diaria y tome 200 miligramos de vitamina C con cada comida. Una carencia de tiamina también puede causar comportamientos negativos como irritación, incapacidad para concentrarse, tensión, confusión, hiperactividad o depresión. La tiamina, esencial para el correcto funcionamiento del sistema nervioso central, estabiliza las emociones: puede animar a las personas cansadas o deprimidas, y tranquilizar a las ansiosas. Asegúrese de ingerir la suficiente tiamina comiendo los siguientes alimentos, que también son fuentes de vitaminas B: cereales enteros, semillas de girasol y sésamo, carne de cerdo, hígado, levadura de cerveza y germen de higo.

Las carencias de ciertos minerales también han sido relacionadas con la ansiedad. La falta de biotina puede causar pánico; la de magnesio, agitación, confusión, irritación e inquietud; el calcio ha demostrado tener un efecto tranquilizador. Para estar seguro de que consume cantidades suficientes de todos los minerales y vitaminas esenciales, tome cada día un suplemento multivitamínico–mineral.

Pensamiento positivo y control

Nunca subestime el poder de su mente. Quizás crea que ha perdido el control cuando sufre ansiedad, pero recuerde que puede aprender a controlarla cambiando su manera de sentirla y de reaccionar ante ella. Digamos por ejemplo que padece una fobia a hablar en público.

Si se le pide que dé un discurso en el trabajo, puede intentar evitarlo, pero a veces es imposible. Probablemente sude antes del evento e imagine que puede ocurrir lo peor: ¿qué pasará si se colapsa, o el miedo le hace perder la voz? Cuanto más terroríficos son los pensamientos que corren por su mente, mayor es la fobia. Al final, puede acabar paralizado por el miedo, o tan enfermo que sea incapaz de dar la conferencia.

Mientras que los pensamientos de pánico aumentan su ansiedad, los pensamientos positivos la mitigan. Puede copiar afirmaciones para detener los pensamientos de miedo y comunicarse consigo mismo a pesar de la ansiedad. Primero, debe aprender a notar cuándo surge la ansiedad y usar las técnicas de relajación muscular descritas. Entonces podrá usar las aficiones de control para pasar de una actitud negativa a otra positiva. Se dirá a sí mismo que puede dominar la situación, y recordará éxitos pasados en situaciones similares. Mientras aprende a usar las aserciones de control y a cambiar su forma de pensar, puede serle de ayuda hablar con un amigo o familiar sobre su ansiedad, y pedirle ánimo y apoyo para lograr superarla.

Puede reducir su nivel de ansiedad centrándose en sus causas en vez de en los sentimientos ligados a ella. Obsesionarse con los sentimientos de ansiedad y miedo solo los empeorará. Si los afronta debidamente, probablemente hallará maneras de controlarlos. También puede calmar su ansiedad preparándose para el acontecimiento o situación que la causa. Por ejemplo, cuando se le pida que dé ese discurso a sus colegas, en vez de centrar su energía en la ansiedad, elija una estrategia para tener éxito: repita lo que dirá, reúna notas, anticípese a las preguntas y prepare las respuestas. Incluso puede pedir a algunos amigos que le sirvan de audiencia en un ensayo. Debe comprender que probablemente no erradicará la ansiedad del todo. La ansiedad, como el estrés, es a veces inevitable. Pero puede aprender a controlarla de modo que no interfiera en su vida.

Acepte su ansiedad y aprenda a vivir con ella. Reconozca que algo de ansiedad es bueno, pues aumenta su resistencia, le mantiene alerta y le permite afrontar retos.

Para trabajar las situaciones que provocan ansiedad, es útil plantearse cuatro etapas. La primera es prepararse para la causa de estrés cuando puede anticipar la aparición de los síntomas de la ansiedad. Por ejemplo, si siente ansiedad o miedo cuando entra en una tienda abarrotada, prepárese con antelación. Recurra a técnicas de de sensibilización e imagínese abandonando su casa, conduciendo hasta la tienda, entrando en ésta, buscando lo que necesita, pidiendo ayuda al dependiente, etc. Además de visualizar esto, puede usar varias aserciones de control para prepararse.

Dígase a sí mismo:

¿Qué debo hacer?

Puedo encontrar formas de dominar esto.

Puedo dominar esta situación.

Piensa racionalmente y deja de quejarte.

Evitar esta situación solo agravará mis miedos.

Debo afrontar mi miedo para superarlo.

El segundo paso es afrontar la situación. No olvide centrarse debidamente en el reto, no en sus pensamientos o en lo que pueda pasar. Acepte su ansiedad, pero dígase a sí mismo que no le permitirá robarle lo mejor de usted. Repita:

Ves paso a paso.

Céntrate en el reto, no en el miedo.

Puedo hacerlo.

La ansiedad está bien; significa que afronto este reto.

En la tercera etapa, quizás sienta cómo crece la ansiedad a medida que afronta la situación. Aunque surja el pánico, intente centrarse en el reto. Visualice la situación de modo racional y lógico, reconozca que puede funcionar a pesar del pánico. Respire profundamente por la nariz para evitar la hiperventilación, y repita las siguientes aserciones:

Permanezco centrado en lo que hago.

Si siento ansiedad, me tomo un descanso y dejo que pase.

Espero que mi miedo aumente, y lo acepto.

No me libraré del miedo, pero lo dominaré.

No puedo dar la espalda o salir corriendo.

Mi ansiedad no me dañará; afrontaré el miedo a pesar de ella.

Una vez haya superado el reto, entrará en la cuarta etapa: evaluar cómo dominó la situación. ¿Recurrió a aserciones y estrategias de control?, ¿a técnicas de relajación?, ¿a ejercicios de respiración? Anote lo que le ayudó y lo que no, e imagine lo que pudo haber hecho de otra forma. No espere tener éxito con todos los retos. Cambiar la manera de pensar lleva tiempo y práctica. No olvide felicitarse a sí mismo por cada triunfo, por pequeño que sea, diciendo:

Era capaz de hacerlo.

Cuando controlo mis pensamientos negativos, controlo mi miedo.

Ahora que he triunfado, puedo repetirlo.

Esto es cada vez más fácil.

Estoy muy satisfecho por mis progresos.

Puedo aprender a superar mi miedo y mi ansiedad.

Psicoterapia

El objetivo de la psicoterapia al tratar los desórdenes ansiosos es cambiar los comportamientos que los agravan y explorar las causas subyacentes. Dado que la ansiedad generalizada suele estar ligada a la baja autoestima, es conveniente una terapia psicodinámica. En este tratamiento, se centrará en su mentalidad para comprender los pensamientos que tiene cuando sufre ansiedad. Empezará por indagar la relación entre sus pensamientos, deseos, miedos y traumas. La psicoterapia le ayudará a entender cómo sus conflictos internos alimentan su ansiedad.

La psicoterapia también es aconsejable en el tratamiento del pánico. Si sufre ataques de pánico, es muy útil identificar sus causas y aprender a diferenciar entre los miedos racionales e irracionales para superarlos. La psicoterapia no solo le ayudará a comprender las causas y la naturaleza de su pánico, sino también a cambiar estrategias inútiles para afrontarlo. Por ejemplo, si suele dominar un ataque de pánico encerrándose en su dormitorio hasta que pase, está huyendo del problema. Del mismo modo, si sabe que los supermercados y otros grandes establecimientos le dan pánico, quizás evite visitarlos a cualquier precio. Este tipo de huida no eliminará el problema ni le hará más fácil afrontarlos problemas. En vez de eso, debe identificar las situaciones que le causan pánico y aprender formas constructivas de afrontarlas.

Además de ayudarle a entender los pensamientos, sentimientos e ideas asociados con su ansiedad, la psicoterapia puede enseñarle a cambiar los comportamientos que hasta ahora han sido inútiles para superarla. Técnicas de comportamiento como el autoexamen, de sensibilización, inmersión, exposición directa y uso de aserciones son útiles para tratar la ansiedad y las fobias.

Tratar las fobias

Si es capaz de identificar y tratar la ansiedad antes de que las fobias se agudicen demasiado, la medicación es suficiente para controlar su estado. Una vez los ataques hayan menguado gracias a esta, puede empezar a afrontar las situaciones que teme. Si en cambio su ansiedad y fobias son graves, por mucho que la medicación las alivie, puede conservar los miedos irracionales. Cuando esto ocurre, es necesario algún tipo de terapia del comportamiento para ayudarle a superar la fobia.

Las terapias del comportamiento se basan en la creencia de que los pensamientos y respuestas son aprendidos y condicionados. Las técnicas, como los métodos de pensamiento positivo antes descritos, están dirigidas a modificar los comportamientos condicionados. En todas las técnicas de comportamiento, la exposición directa al desencadenante de la fobia es clave para superarla. En general, cuanto más frecuente y prolongada es la exposición, antes se supera la fobia. Desensibilización sistemática. Es exactamente lo que su nombre sugiere. Mediante la relajación muscular y la visualización, esta técnica le permite afrontar la fobia. Si por ejemplo le dan miedo los perros, cuando inicie la desensibilización sistemática aprenderá primero a relajar los músculos. Una vez las domine y consiga relajarse, el terapeuta le pedirá que visualice primero un perro a lo lejos, digamos a treinta metros, durante al menos quince segundos, y después algo agradable y relajante. Repetirá la visión del perro seguida de la imagen agradable varias veces, hasta que sea capaz de ver al perro sin sentir ansiedad.

A continuación, repetirá el mismo proceso, pero visualizando el perro un poco más cerca, por ejemplo a diecisiete metros. Seguirá con los diecisiete metros hasta que se sienta cómodo, después pasará a los dieciséis, etc. La última imagen es la del perro sentado al lado suyo o en su regazo. Una vez alcance este objetivo, el terapeuta le hará visitar a un perro, primero uno enjaulado, y después otro libre pero a una cierta distancia Trabajará gradualmente para ser capaz de tocar al perro y sentarse con él, alternando la exposición con periodos de relajación. Una vez alcance ese punto y pueda estar allí sin sentirse ansioso, su fobia estará curada.

La desensibilización sistemática es un proceso lento y gradual que requiere una relajación muscular. La idea es que si se entrena para estar relajado mientras imagina el desencadenante de su fobia –si se desensibiliza ante este– será capaz de aplicar el proceso a la realidad de un modo gradual.

Si su fobia se ha desarrollado recientemente o no es grave, puede probar la desensibilización sistemática por sí solo. Si lo hace, pida a un amigo que se siente con usted durante sus sesiones, por si su ansiedad se dispara y necesita ayuda. Tener a alguien que le apoye será especialmente importante una vez pase de la visualización mental a afrontar sus miedos en la realidad. En caso de fobias intensas o muy arraigadas, busque la ayuda de un terapeuta especializado en esta técnica.

Inmersión. Es una forma más intensa y rápida de desensibilización. Incorpora técnicas de relajación y, en vez de un proceso gradual de desensibilización, se le pedirá inmediatamente que imagine el perro encima suyo: saltando sobre usted, olfateándolo entero, mordiéndole o ladrándole. Repetirá la escena tantas veces que el miedo inicial se reducirá a medida que se canse de la imagen. Una vez aprenda a afrontar –o a desensibilizarse– ante la peor situación posible, será capaz de encarar un perro de verdad.

Exposición directa. La desensibilización sistemática y la inmersión son técnicas que suelen requerir varias sesiones. Pero en algunos casos, se puede intentar vencer la fobia en menos tiempo. La exposición directa al desencadenante supone saltarse la visualización previa y afrontar directamente la situación real. Esta técnica es difícil y puede requerir medicación para aliviar la ansiedad. He aquí un ejemplo. Digamos que siente fobia a conducir un coche. Primero, subirá al coche con alguien, viendo cómo conduce, observando la calle y el tráfico, especialmente las señales y luces. Una vez se sienta cómodo, ocupe el asiento del conductor, cierre la puerta, tome el volante, apriete los pedales y estudie el tablero. Después, con alguien de confianza en el asiento del acompañante, ponga el coche en marcha pero sin arrancar. Cuando se acostumbre a estar al volante con el motor en marcha, dé un corto paseo, por ejemplo hasta el final de su calle o alrededor de la manzana. Cada vez que conduzca, intente llegar un poco más lejos, tomando calles diferentes y aventurándose en las más concurridas. Si siente surgir la ansiedad, céntrese en la tarea sin dar media vuelta. Si es necesario, aparque a un lado de la calle y deje que pase la ansiedad. Al final, se mitigará lo suficiente como para seguir adelante. Una vez sea capaz de conducir una distancia considerable en todo tipo de calles con un acompañante, puede empezar a conducir por sí mismo. Empiece de nuevo con paseos cortos e incremente gradualmente la distancia.

Cuando practique la exposición directa, esté al tanto de la respiración y la relajación de los músculos, y use aserciones de control para ayudarle a afrontar el reto. Si es valiente y persistente, será capaz de dominar sus miedos.

Tablas de autoexamen. Si su ansiedad ha progresado hasta el punto de padecer una fobia aguda –tanto que a menudo siente que lo mejor es quedarse en casa, donde se está seguro– quizás le convenga establecer un registro diario de sus ataques de ansiedad. Examinando sus ataques y anotándolos en una tabla, será más consciente de las situaciones, momentos y lugares que provocan su ansiedad. Reconocer su ansiedad y sus causas es el primer paso para ser capaz de tratarla. Elaborar una tabla con sus emociones también le servirá para demostrar sus progresos combatiendo la ansiedad, pues mucha gente tiende a minimizar sus éxitos.

Si visita a un terapeuta quizás pueda darle una tabla, pero también puede diseñarla usted mismo. En ese caso, use una escala de ansiedad que mida el nivel de esta en diferentes momentos y situaciones según los siguientes números:

0 =relajación completa

1 = ansiedad leve

2 = ansiedad moderada

3 = verdadera ansiedad

4 = mucha ansiedad

5 = malestar completo

Use esta tabla para registrar su nivel de ansiedad en diferentes momentos cada día. Anote si padece un ataque de pánico, el lugar, lo que está haciendo y cómo se siente en cada momento. Si se siente ansioso, practique ejercicios de relajación, técnicas de respiración, yoga, meditación o cualquier otro tratamiento que crea efectivo. Anote los tratamientos que practica y su nivel de ansiedad posterior.

A medida que rellene una tabla como esta, descubrirá que sigue ciertos patrones. Por ejemplo, quizás siempre sufra los ataques de ansiedad por la noche, antes de acostarse. También será capaz de determinar cuáles son los tratamientos más útiles en varias situaciones. El autoexamen puede ser duro porque le obliga a analizar su ansiedad en vez de negarla o evitarla. Pero evitar su ansiedad no la hará desaparecer; de hecho, la empeorará. Puede argüir que enfrentarse a sus miedos no hace más que aumentar su ansiedad. Aunque esto sea verdad al principio, con el tiempo logrará superar estos temores. Cuanto más los afronte, menos amenazadores serán.

Cómo combatir la depresión

Todos nos deprimimos o entristecemos alguna vez. Pero cuando los sentimientos de tristeza y apatía persisten, pueden ser clasificados como depresión clínica. El angustioso y persistente abatimiento de la depresión ha sido sutilmente descrito por William Styron en su libro *Esa visible oscuridad* que relata su combate con la enfermedad: «Lo que empezó ese verano como un malestar ocasional y una vaga inquietud, se acrecentó hasta que mis noches fueron insomnes y mis días inundados por una lluvia gris de implacable horror. Este horror es virtualmente indescriptible, pues carece de relación con la experiencia normal».

Como sugiere Styron, la depresión se caracteriza por un estado de ánimo abrumador que distorsiona los sentidos y percepciones. Uno se siente sombrío, triste y desesperado, los acontecimientos próximos carecen de sentido. Puede experimentar un estado predominante, como la rabia, apatía o culpabilidad, o negar que sufra algún problema.

El Instituto Nacional de Salud Mental estima que 15 millones de americanos sufren un episodio depresivo cada año, aunque solo un millón y medio buscan tratamiento. La depresión puede golpear tanto a las mujeres como a los hombres, a los ancianos y a los niños, y no discrimina entre razas o clases socioeconómicas. Los episodios pueden durar de seis meses a dos años, y pueden reincidir varias veces en la vida de una persona. A causa de su omnipresencia, la depresión es conocida como el resfriado común de las enfermedades psicológicas. Es el estado mental por el que más gente pide ayuda y uno de los más conocidos científicamente. La buena noticia es que la depresión es una enfermedad curable en gran medida.

Los episodios depresivos a menudos son causados por un suceso traumático, como un divorcio, muerte, pérdida de empleo o enfermedad física. Sin embargo, su gravedad y duración no suelen guardar relación con la realidad de la situación. La mayoría de episodios depresivos finalizan a los seis o nueve meses con o sin tratamiento, pero del 70 al 90 % de las personas sufrirán recaídas. El número medio de episodios en una vida es de cuatro.

Existen varios grados de depresión, y se puede padecer un ataque leve sin saberlo siquiera. La depresión es una reacción normal a una pérdida o al estrés; en esas circunstancias, los sentimientos de tristeza e infelicidad pasarán con el tiempo. Puede sentirse miserable y triste, pero las emociones no le impiden vivir su vida cotidiana ni le privan de su autoestima. Tampoco será consciente de que sufre una depresión si está enmascarada.

En este caso, siente los síntomas físicos, como dolores de estómago, cabeza y espalda; palpitaciones o mareos, pero no la abrumadora tristeza característica de la depresión. Las depresiones enmascaradas suelen ocurrir cuando su estado emocional es demasiado doloroso para sentirlo directamente, y en vez de eso desarrolla síntomas físicos. Los médicos a menudo diagnostican mal este tipo de depresión, especialmente si no están preparados o dispuestos a abordar problemas mentales. Cuando visite a un médico, convencional o naturista, asegúrese de que anota su historial familiar (un historial de depresión puede ser la clave de su verdadero estado) y un completo examen físico para excluir cualquier causa biológica de sus síntomas.)

Alguna gente siente una depresión casi crónica, con periodos de especial tristeza. Este tipo de depresión, conocida como personalidad depresiva o depresión menor, refleja un estado de ánimo o forma de pensar inadaptados. Aunque estas personas sean capaces de realizar sus actividades diarias, la depresión afecta profundamente a su forma de pensar y sentir: mina sus energías y puede alejarles de las amistades y las actividades sociales. La forma más grave de depresión se denomina depresión aguda o clínica. Perjudica persistentemente las actividades sociales, el trabajo, el apetito, la actividad sexual, la motivación, la memoria, el sueño y la autoestima. Quienes la sufren perciben la realidad oscurecida por pensamientos negativos, y se deprimen aún más. El ciclo se retroalimenta hasta que la persona siente que no hay salida. Afortunadamente, con la ayuda de medicación, psicoterapia y otras técnicas naturales, se puede curar la depresión y aprender a prevenir su reaparición.

Cómo reconocer los signos

Los signos más relevantes de la depresión son tristeza y pesimismo inusuales, pérdida de interés por las actividades, y poca motivación para participar en ellas. Puede volverse irritable, totalmente apático o llorar sin razón aparente. Será presa de un ataque de depresión aguda cuando, como afirma Styron, sea víctima de una completa desesperación y un gran dolor emocional.

El primer signo de depresión es una incapacidad para disfrutar, situación llamada «anhedonia». Después, aparecerán otras señales:

* Irritabilidad;
* actitud pesimista y critica;
* indecisión;
* dificultades de concentración;
* insomnio o deseo de domlr demasiado;
* pérdida de motivación e interés por socializarse o participar en actividades comentes;
* grandes cambios de apetito y peso;
* pérdida de interés por el sexo.

La depresión es cíclica. Cuando empieza, uno pierde interés por las cosas y acaba dejándolas. A medida que la apatía se prolonga, empieza a sentirse inútil e improductivo, y se retrae cada vez más.

Esto agrava los sentimientos depresivos hasta que siente que no hay salida, que la situación –su vida– es desesperada. A medida que la enfermedad se retroalimenta en este ciclo, se hacen evidentes los siguientes síntomas:

- Explosiones emocionales crecientes, como llorar sin motivo aparente;
- sentimientos de culpa e inutilidad;
- agotamiento, apatía total;
- descuido del aspecto e higiene personal;
- abandono de las responsabilidades;
- silencio, incapacidad para comunicarse;
- intensos sentimientos de desesperación y miseria;
- pensamientos de muerte y suicidio.

Causas psicológicas de la depresión

Tendemos a imaginar que el estado de humor tiene que ver con la mente y las emociones. Pero recuerde que la mente y el cuerpo están inexplicablemente conectadas. Las células cerebrales, los neurotransmisores, las glándulas y las hormonas trabajan en equipo y se comunican entre sí para determinar nuestra forma de pensar y de sentimos.

Incluso científicos tan antiguos como Hipócrates creían que los desequilibrios en la química del cuerpo afectaban al carácter. Mientras que Hipócrates creía que la bilis negra era la culpable, hoy sabemos que los cambios en la accesibilidad de los neuroquímicos están relacionados con las alteraciones del carácter. Las aminas mayores, o neurotransmisores, implicados en la depresión y los desórdenes bipolares (antes conocidos como manía maníaco depresiva) son la norepinafina, la dopamina y la serotonina. La norepinafina y la dopamina, elaboradas a partir del aminoácido tirosina, ordenan al cerebro que esté activo, alerta, y dispuesto a luchar o escapar si es necesario. La serotonina, producida a partir del hiptofán le relaja y adormece. Cuando los nervios están faltos de neumtransmisores, no pueden transmitir sus mensajes y llega la depresión. Cuando hay un exceso de actividad neurotransmisora, los nervios se vuelven hiperactivos y se da un estado maníaco.

Los nervios del cerebro y el cuerpo transmiten los impulsos entre células. Es necesario un intercambio químico para que el impulso cruce la sinapsis o discontinuidad entre dos células. La célula nerviosa activa desprende en la sinapsis un producto químico llamado neurotransmisor. El neurotransmisor cruza la discontinuidad y estimula a la próxima célula para que transmita el impulso a la siguiente sinapsis. A veces, el cuerpo agota su reserva de neurotransmisores demasiado rápido. Cuando la provisión del cuerpo está menguada, la persona puede volverse desganada, pues el cerebro no funciona adecuadamente. Esta carencia de neurotransmisores, especialmente de norepinefrina y serotonina, causa los síntomas de la depresión.

El descubrimiento de las bases fisiológicas de la depresión es el resultado del desarrollo de medicamentos antidepresivos en los años cincuenta. Dos clases de antidepresivos, los inhibidores tricíclicos y monoaminos (MAO), se descubrieron por casualidad.

La imiprimina tricíclica se suministró en un principio a los esquizofrénicos, con pocos resultados. Pero como mejoró su estado de ánimo, empezó a usarse como antidepresivo. La medicación tricíclica interfiere en la absorción celular de noripinefrina y serotonina. Esto significa que en la sinapsis hay más neurotransmisores asequibles, que facilitan la correcta transmisión de impulsos.

El iproniácido, un inhibidor MAO, era utilizado originariamente para tratar la tuberculosis, pero como también mejoraba significativamente el ánimo de los pacientes, empezó a ser usado como antidepresivo. El inbibidor MAO impide que la enzima de la monoamina oxidasa degrade las monoaminas. De este modo, pennite la captación de noripinefrina y serotonina en los receptores nerviosos, y favorece su sensibilidad.

Ambas clases de medicamentos, los tricíclicos y los inhibidores MAO, permiten mantener un nivel suficiente de neurotransmisores y de este modo facilitan el paso de los impulsos nerviosos. Dado que los inhibidores MAO producen más efectos secundarios que los tricíclicos, no son tan usados como antes. Dos antidepresivos prescritos habitualmente, el Prozac y el Zoloft, aumentan el nivel de serotonina en la unión de sinapsis. Los medicamentos antidepresivos son muy útiles para romper el círculo vicioso de la depresión. En general, cuando los síntomas han remitido lo suficiente, los pacientes pueden interrumpir la medicación.

Cada persona tiene una composición química única, por ello, requiere un medicamento y una dosificación particulares. A veces, el paciente necesitará pasar por un periodo de ensayo y error para descubrir qué medicamento le va mejor. Las medicaciones antidepresivas son muy fuertes, por lo tanto, si le prescriben una, es importante que siga las instrucciones de su médico y le visite regularmente para que controle los efectos. No interrumpa las medicaciones demasiado pronto, a menudo son necesarias varias semanas antes de sentir sus efectos.

Si siente que una en particular no funciona, consulte con su médico y ambos podrán decidir el siguiente paso a seguir. Cuando la psicoterapia es una parte integral del tratamiento, la eficacia de la medicación antidepresiva es mayor.

Los estudios muestran cómo los desequilibrios neuroquímicos pasan a través de las generaciones, y los niños que heredan un gen afectado tienen más predisposición a desarrollar una alteración del carácter. Esto no significa que forzosamente deban experimentar episodios maníacos o depresivos; muchos otros factores psicológicos y ambientales contribuyen a originar estas enfermedades. Sin embargo, la vulnerabilidad de esa persona es mayor que la de alguien que no tiene la predisposición genética. Por ejemplo, si un miembro de una familia padece una enfermedad depresiva (unipolar) o maniacodepresiva (bipolar), el riesgo de que ocurra a un pariente cercano es dos o tres veces mayor.

Como suele ocurrir en las discusiones sobre psicología y la mente, en este caso también surge la cuestión de la naturaleza versus el ambiente. En el caso de la depresión, alguna gente nace con predisposición a desarrollar la enfermedad, y el ambiente parece desencadenarla. Es decir, que tanto los factores psicológicos como los ambientales previenen o provocan la aparición de la enfermedad. Los factores ambientales o monogenéticos incluyen el estatus socioeconómico, la nutrición, el estrés general, las enfermedades físicas y la movilidad geográfica. Los factores psicológicos incluyen su historial infantil, primeras experiencias, pensamientos condicionados, ideas, comportamientos y si es sufridor, perfeccionista, pesimista, introvertido y dependiente, en cuyo caso será más vulnerable a la depresión si ya está genéticamente predispuesto.

Según las teorías del psicoanalista Sigmund Freud, la predisposición a la depresión se forma en la primera infancia. Si las necesidades del niño son poco o demasiado satisfechas, cuando sea adulto puede permanecer en cierto sentido anclado en esta etapa del desarrollo. Si ese es el caso, quizás dependa demasiado de los demás para mantener su autoestima.

Freud también teorizó sobre la pérdida, real o simbólica, de un ser querido como factor en el desarrollo de la depresión. Creía que todos albergamos pensamientos negativos hacia los seres queridos, y que tras un pérdida los dirigimos hacia nosotros. Cuando alguien cercano muere, podemos sentirnos culpables por esos sentimientos negativos e interiorizar esa culpa. Normalmente, logramos superar la pérdida, pero esta ruptura puede ser difícil para la gente demasiado dependiente. Por ello, según Freud, cuando la pena se desvía, puede convertirse en sentimientos de culpa, autoabuso y depresión.

En contraste con las teorías psicoanalíticas de Freud, los terapeutas cognitivos creen que los pensamientos y creencias de las personas causan sus estados emocionales. El renombrado psicólogo cognitivo Aaron Beck afirma que la gente se deprime cuando su lógica es incorrecta. Es decir, cuando distorsionan la realidad de un modo que les hace sentir que la vida es desesperante. Sacan conclusiones ilógicas de los acontecimientos y circunstancias, y su visión de sí mismos, el mundo y el futuro es negativa.

Según Beck cuando los niños y adolescentes padecen constantes tragedias, rechazos sociales, críticas o actitudes negativas de los padres, aprenden a describir y organizar su vida negativamente. Este esquema negativo se activa en la edad adulta, en situaciones que reproducen aquellas en las que aprendieron el esquema.

Beck cree que la depresión puede desarrollarse a causa de estos esquemas negativos o errores lógicos. Existen varias maneras en que una persona puede malinterpretar acontecimientos:

Inferencia arbitraria. Sacar una conclusión sin evidencias suficientes. Por ejemplo, una mujer puede concluir que es una inútil porque llueve el día de su boda.

Magnificación/minimización. Cometer grandes errores evaluando sus acciones y resultados, magnificando o minimizando el significado de esas acciones. Por ejemplo, una mujer cuyo hijo llora mucho puede sentirse una mala madre, o un trabajador sentirse incapaz a pesar de las felicitaciones y triunfos.

Excesiva generalización. Basar una conclusión general en un suceso aislado. Por ejemplo, un estudiante que suspende un examen cree que es estúpido o está condenado a fracasar.

Abstracción selectiva. Basar una conclusión en un elemento entre varios. Por ejemplo, un hombre se culpa a sí mismo y se siente incapaz cuando fracasa un negocio, aunque otra gente estuviese implicada.

En vez de creer que la gente es víctima de sus emociones, sobre las que tiene poco control, los terapeutas cognitivos creen que las emociones se basan en cómo se comprenden a sí mismos y al mundo. Aunque las personas deprimidas sean víctimas de sus juicios erróneos, poseen la capacidad de cambiarlos, y ése es el objetivo de la psicoterapia cognitiva.

Desorden bipolar

Cuando la depresión es una enfermedad singular, se suele denominar desorden unipolar. Pero cuando ocurre junto a periodos de manía, en los que la persona presenta síntomas opuestos, se la denomina enfermedad bipolar o maníaco depresiva. Un episodio maníaco puede darse días, semanas o incluso horas después del final de una depresión. Algunos científicos creen que la fase maníaca es una defensa contra el poder debilitante de la depresión. Como en el caso de la depresión, la víctima tiende a heredar la predisposición a desarrollar desórdenes bipolares. Mientras que en la depresión hay una carencia de neurotransmisores, en la manía hay una superabundancia que estimula en exceso las neuronas. Los factores ambientales y psicológicos también juegan un papel en el desencadenamiento del desorden bipolar.

¿Cómo saber si padece un episodio maníaco o simplemente se siente mejor? Durante la fase inicial de la manía, su actividad será frenética y quizás parezca extraña a los demás. Puede experimentar ataques de creatividad e iniciar numerosos proyectos, aunque no los concluya por ser incapaz de centrar su atención. No estará meramente contento, sino eufórico, y sentirá súbitamente una gran confianza en usted mismo. Necesitará dormir menos, e incluso podrá pasar varios días sin dormir. Su ansia de socialización se traducirá en frecuentes e inapropiadas llamadas de teléfono o visitas, por ejemplo, demasiado tarde por la noche. Los síntomas más relevantes de un episodio maníaco incluyen:

- Humor exultante, grandioso;
- actividad frenética, comportamiento extraño e inapropiado;
- dificultad para centrar la atención en una sola cosa;
- pensamientos y habla acelerados, aunque es difícil interrumpirle,
- menudo interrumpe a los demás cuando hablan;
- mucha menos necesidad de dormir;
- mayor confianza en las propias habilidades;
- despreciativo y poco paciente con las limitaciones de los demás;
- comportamientos irresponsables como relaciones sexuales impulsivas, o comprar demasiado y cargar a la tarjeta de crédito facturas que no puede pagar.

En episodios más graves de manía, puede experimentar irritabilidad y paranoia en vez de euforia. A veces, la depresión aguda y la manía pueden aparecer juntas o alternarse bruscamente. Pueden darse alucinaciones, cuyo contenido suele ajustarse a sus sentimientos predominantes.

Generalmente, predomina un estado de humor en las personas que padecen desórdenes bipolares. En la mayoría de hombres, la manía predomina sobre la depresión, mientras que en las mujeres es al revés. Entre los episodios suelen darse periodos en los qué la persona lleva una vida normal, aunque esta padecerá más episodios si padece un desorden bipolar que unipolar. Alguna gente experimenta dificultades para afrontar la vida entre episodios maniacodepresivos y puede necesitar una psicoterapia continua.

Los pacientes sufren una media de diez episodios maníaco–depresivos a lo largo de su vida. Sin embargo, algunos pueden padecer cuatro al año, y son muy difíciles de tratar. La manía puede ser adictiva por la sensación de euforia y grandiosidad. A muchos pacientes bipolares les cuesta seguir la medicación porque prefieren la fase maníaca, o creen que ya no necesitan medicamentos cuando están estabilizados. Sin embargo, es importante que los pacientes bipolares continúen con la medicación, incluso durante los períodos de estabilidad, para mantener el correcto equilibrio de los neuroquímicos y estabilizar el ánimo. El carbonato de litio es la droga más usada para tratar desórdenes bipolares en la fase maníaca. Una vez un paciente está estabilizado, la dosificación puede reducirse a un nivel de mantenimiento que prevendrá episodios recurrentes. El carbonato de litio debe ser prescrito por un psiquiatra y seguido de cerca, pues puede causar graves efectos secundarios. Como en el caso de la depresión, el régimen de medicación para el desorden bipolar es reforzado por la psicoterapia y otros tratamientos naturales.

Desorden afectivo estacional

¿Se siente inusualmente triste y decaído durante el otoño y el invierno para después revivir en primavera y verano? En ese caso, puede que su desánimo no esté en su cabeza sino que sufra desorden afectivo estacional. Esta enfermedad también implica episodios depresivos, que solo surgen cuando la exposición a la luz se reduce mucho. Como en el caso de la depresión, existe una causa biológica de este tipo de desorden, relacionada con la química del cuerpo. La hormona en cuestión es la melanina, producida por la glándula pineal en el cerebro. Podemos entender fácilmente la acción y efectos de la melanina considerando cómo actúa en los animales. La melanina controla sus ritmos reproductivos estacionales: las crías nacen en primavera y verano, cuando las secreciones hormonales disminuyen.

La luz suprime la secreción de melanina, mientras la oscuridad la estimula. Por ello, la melanina es segregada activamente por la noche. Al ser las noches más largas en verano, pocos animales dan a luz durante esa estación, en la que muchos hibernan.

Del mismo modo, en los humanos, la glándula pineal segrega melanina por la noche, mientras que la luz, natural o artificial, la suprime. Quienes padecen desorden afectivo estacional son sensibles a la melanina, y sus síntomas crecen a medida que los días se acortan. Experimentarán letargia, apatía, un mayor apetito (especialmente de carbohidratos) y posiblemente ganarán peso ¡casi como animales preparándose para la hibernación!

Si no sabe si padece un desorden afectivo estacional o una depresión unipolar, recuerde que el primero tiende a recurrir cada año durante las mismas estaciones. Aparece con el ciclo estacional de acortamiento de los días y bajada de las temperaturas. El episodio suele empezar en octubre o noviembre y dura aproximadamente hasta marzo. Alguna gente ya sentirá ansiedad anticipatoria en julio. Otras diferencias con la depresión unipolar son las expuestas en la siguiente tabla:

Depresión unipolar grave	Desorden afectivo estacional
Apatía, letargia	Menor actividad
Pérdida de apetito	Mayor apetito (especialmente por los carbohidratos y dulces)
Pérdida de peso	Aumento de peso
Insomnio/sueño irregular	Más tiempo durmiendo
Profunda desesperación	Tristeza irritación

Pensamientos suicidas   Ansiedad, incapacidad para con
                               centrarse

Si padece un desorden afectivo estacional, el tratamiento es simple: necesita más luz. Si es posible, puede pasar los inviernos en una localidad templada en la que los días sean más largos. Puesto que la mayoría de personas no tienen tanta flexibilidad, existen modos artificiales de darse un baño de sol. Pueden adquirirse bombillas fluorescentes con el espectro completo.

Debería buscar ayuda profesional antes de seguir una terapia de luz, porque el desorden afectivo estacional a menudo conlleva los problemas de una depresión grave. Sin embargo, si tras un cuidadoso examen se le diagnostica solo este desorden, la terapia de luz puede ser una cura simple para usted. Sitúe su lámpara a uno o dos metros de donde se sienta. (Necesitará probar diferentes distancias hasta encontrar la más cómoda y efectiva.) La luz debe estar enfrente suyo, pero no se quede mirándola fijamente; simplemente, mírela varias veces cada minuto. La luz debe alcanzar la retina de sus ojos para llegar hasta el cerebro y detener la producción de melanina. A la mayoría de gente le conviene entre dos y cuatro horas de exposición cada día. Empiece con cuatro horas, y si sufre dolores de cabeza o nerviosismo, reste intervalos de media hora hasta que la exposición sea cómoda y efectiva. Si cuatro horas no parecen suficientes para lograr resultados, aumente el tiempo con intervalos de quince minutos.

El momento del día que elija para sentarse bajo las luces es muy personal. Mucha gente prefiere la mañana, pero otros sienten más alivio con las sesiones de la tarde. También en este caso deberá probar lo que funciona mejor en su caso.

Un método inusual para tratar el desorden afectivo estacional es llevar gafas coloreadas. Se ha descubierto que las lentes rosas inhiben la producción de melanina, mientras que las azules y verdes la aumentan.

Alteración de los ritmos naturales del cuerpo

Las alteraciones del ánimo como la depresión y los desórdenes bipolares interrumpen los ciclos y ritmos naturales. Cuando se da una depresión, el cerebro intenta recuperar los ritmos del cuerpo, pero si esta sigue sin ser tratada, el cerebro no consigue mantener el equilibrio. Si la depresión persiste lo suficiente, el cerebro quizás la considere como un estado normal, y ya no intente restaurar el equilibrio natural previo. En este caso, la depresión se vuelve crónica.

La influencia de la luz en los ritmos naturales del cuerpo y las alteraciones del ánimo es profunda. El hipotálamo contiene pequeñas ramificaciones celulares conectadas a la glándula pineal y los ojos. Se considera que esta es el área del cerebro que integra los ritmos diarios según los principales estímulos luminosos. La luz viaja desde los ojos hasta las pequeñas ramificaciones celulares a través de las vías nerviosas citadas por acetilcolina. Con la ayuda de la noripinefnna, llega hasta la glándula pineal. La noripinefrina inhibe la producción de melanina que, en ausencia de luz, es sintetizada a partir de la serotonina. De hecho, la glándula pineal contiene la mayor concentración de serotonina en el cuerpo. Por ello, los principales neurotransmisores implicados en la depresión, la serotonina y la noripinefrina, también influyen en la producción de melanina. La melanina actúa en el hipotálamo alterando la secreción de hormonas, y regula así algunos de los ritmos del cuerpo, el ánimo entre ellos. Cuando sufre una alteración del ánimo como la depresión, es importante seguir una rutina en la vida cotidiana –por ejemplo, comer, irse a dormir y despertarse a la misma hora cada día– para restaurar los ritmos naturales del cuerpo.

Obtener un diagnóstico preciso

Cuando afronta alteraciones del ánimo, es esencial conseguir un diagnóstico preciso de su enfermedad. Muchas enfermedades físicas pueden causar o aparentar depresiones, y los casos leves de desorden bipolar a menudo no son diagnosticados como tales. Si cree que padece una depresión o desorden bipolar, visite a su médico para un examen completo. Los test neuroendocrinos pueden mostrar si sufre cualquier anormalidad en el sistema nervioso o si sus glándulas endocrinas funcionan correctamente. También podría someterse a análisis de sangre y orina para conocer sus niveles de vitaminas y metales pesados.

El objetivo es determinar si alguna dolencia fisiológica causa sus síntomas depresivos. Cáncer, neumonía vírica, sida, eritematosis sistémica lupus, mononucleosis infecciosa y hepatitis son dolencias físicas que pueden aparentar una depresión. Los trastornos neurológicos como la demencia, la corea de Huntington, la encefalitis vírica y las enfermedades de Parkinson y Alzheimer también han sido conocidas como depresiones aparentes. Incluso algunos medicamentos pueden causar síntomas de depresión, por lo que es importante comunicar al médico una lista de todos los que tome. Tenga cuidado con la quimioterapia para el cáncer; los anticonceptivos orales; los medicamentos para la hipertensión, problemas cardiovasculares, artritis, dolores musculares, molestias gasatrointestinales, enfermedad de Parkinson o convulsiones; los medicamentos que se pueden adquirir sin receta como las pastillas para adelgazar o contra el catarro, y, obviamente, el alcohol y las drogas.

Una vez haya excluido las enfermedades físicas y esté seguro de que su problema es emocional, debería consultar a un psiquiatra o psicólogo para un diagnóstico preciso. Cualquier síntoma importante que pueda experimentar puede revelar un desorden mental más grave. Por ejemplo, oír voces (alucinaciones acústicas); alucinaciones visuales; paranoia extrema; creer que recibe mensajes personales a través de la radio o la televisión; que los demás pueden leer su mente, o conspiran para herirle o matarle. Si siente alguno de esos síntomas, debería buscar ayuda psicológica inmediatamente.

Tratamientos convencionales para alteraciones del ánimo

La depresión y los desórdenes bipolares se caracterizan por disfunciones cerebrales a nivel de las neuronas y neurotransmisores individuales. Es importante que su médico determine qué neurotransmisores están implicados en su caso y prescriba medicamentos que actúen sobre ese sistema particular. Su médico puede hacer eso analizando en la orina, sangre y otros fluidos corporales, carencias de productos usados como neurotransmisores.

Como explicamos antes, en el caso de los episodios depresivos más graves, persistentes y recurrentes, es esencial una medicación para romper el ciclo y dar paso a la curación. La medicación puede reforzarse además con psicoterapia, que explora los conflictos internos que agravan su estado, permite entender sus actitudes, y le enseña maneras de alterar su forma pensar y comportarse para prevenir la repetición de episodios.

En general, se beneficiará de antidepresivos si su estado:

- Es persistente y/o grave;
- interrumpe sus actividades cotidianas;
- tiene un inicio identificable, con síntomas anormales;
- va acompañado de síntomas como agitación, apatía, letargia, insomnio, tristeza y pesimismo;
- ha sido medicado con éxito en el pasado.

Las principales clases de antidepresivos, tricíclicos e inhibidores MAO (monoamina oxidasa), funcionan de diferentes formas. Los tricíclicos refuerzan los transmisores cerebrales que afectan al ánimo, sin aumentar sus niveles. Los inhibidores MAO aumentan el nivel de transmisores químicos en las regiones apropiadas del cerebro.

En caso de desorden bipolar, el carbonato de litio estabiliza los niveles de neurotransmisores para prevenir oscilaciones del ánimo. Aunque los médicos generalistas pueden prescribir antidepresivos, quizás no estén tan versados en la materia como los psiquiatras. Si sigue una psicoterapia o busca un psicoterapeuta que trate su depresión, él o ella trabajará con un psiquiatra que pueda prescribir medicación si el caso lo exige. Las medicaciones antidepresivas son muy poderosas, cada persona necesita diferentes dosis y no reacciona igual ante ellas. Su médico empezará con una dosis mínima que incrementará gradualmente hasta alcanzar el nivel terapéutico. Suelen ser necesarias de tres a seis semanas para que su cuerpo responda a la medicación y usted advierta una mejora en sus síntomas. Si su estado no mejora, o si experimenta graves efectos secundarios con una medicación particular, su médico puede cambiarla. Los efectos más comunes de los antidepresivos son: boca seca, estreñimiento, dolores de cabeza, visión borrosa, sedación o agitación, pérdidas de memoria, insomnio, apetito excesivo y palpitaciones. Aunque parezcan excesivos, los efectos secundarios suelen reducirse con el tiempo. Debería explicar todos los efectos adversos a su médico, quien controlará regularmente el nivel de medicamentos en la sangre para determinar su eficacia.

Los antidepresivos son medicamentos poderosos y efectivos, que hacen de la depresión uno de los trastornos mentales más fáciles de tratar. Sin embargo, cuando el medicamento fracasa y la depresión es grave, el médico y el paciente deben decidir si probar la TEC o terapia electroconvulsiva. Conocida comúnmente como tratamiento de shock, la TEC tiene un gran estigma relacionado con su uso indebido en el pasado. Sin embargo, hoy en día la TEC es relativamente segura. El tratamiento consiste en inducir una convulsión pasando una comente de 70 a 130 voltios a través del cerebro. A los pacientes se les administran previamente un anestésico de acción breve y un fuerte relajante muscular para evitar que sus cuerpos se convulsionen. Los pacientes se despiertan pocos minutos después del tratamiento y no lo recuerdan. Pueden sufrir alguna confusión o pérdida de memoria, pero en contraste con la debilitación causada por su enfermedad, quizás no sea un mal precio a pagar. En el caso de depresión severa, dado el riesgo de suicidio, la TEC puede ayudar a salvar una vida.

A diferencia de los jarabes para la tos o los analgésicos, los antidepresivos no solo disfrazan los síntomas. Trabajan a un nivel básico para corregir desequilibrios químicos. Tras estabilizar su bioquímica y aliviar sus síntomas depresivos, puede explorar los componentes psicológicos que han contribuido a su estado. La psicoterapia y otros tratamientos naturales pueden cambiar su modo de vida y actitudes de tal modo que pueda prevenir la reaparición de episodios, y vivir una vida más sana y satisfactoria.

Tratamiento natural para la depresión

Si sufre un grave ataque de depresión, debería visitar a un psiquiatra o psicólogo para recibir ayuda. Cuando empiece a sentirse mejor, será capaz de usar tratamientos naturales para reforzar los efectos de su medicación y mejorar su salud general para evitar recaídas. Si su depresión es leve, puede dar varios pasos para alejar la tristeza. Aunque sienta que simplemente no tiene fuerzas o motivación suficiente, anímese a intentarlo, y reclute a un amigo para apoyarle en el camino.

* Intente mirar el lado bueno de las cosas y no olvide que siempre hay esperanza.
* Cuando se sorprenda pensando en errores del pasado o desanimándose, detenga estos pensamientos. Dígase a sí mismo (a gritos si es necesario) que debe parar de criticarse y condenarse a sí mismo.
* Busque y acepte ayuda de familiares, amigos y médicos.
* Construya una red social de apoyo; haga amigos y socialícese.
* Confíe en alguien que ame; es importante hablar sobre los sentimientos para poder trabajar en ellos.
* Haga las cosas que suele disfrutar, aunque esté poco motivado.
* Pruebe el voluntariado o intente hacer algo por otra persona regularmente; de este modo deja de centrarse en usted y se siente mejor.
* Evite tomar cualquier decisión importante hasta que la depresión haya pasado, hasta que su juicio sea más claro.
* Practique ejercicio y descanse debidamente; coma alimentos completos y tome suplementos multivitamínicos.
* Examine su vida e intente imaginar si algo le desagrada, en ese caso, ¿puede cambiarlo?
* Piense en las cosas que desea realmente en la vida y persígalas. ¿Se siente atado a un trabajo que realmente no desea?

¿Vive en una ciudad bulliciosa pero prefiere el campo? No se deje atrapar por situaciones simplemente porque crea que es el modo como la cosas deberían ser. Es dueño de su vida, y si no le gusta algo, cámbielo.

* Intente afrontar las dificultades o contratiempos en vez de dejar que le venzan. Afronte sus problemas como un reto en vez de huir de ellos. Encarar los problemas y contratiempos de un modo productivo hace de usted una persona más fuerte.

Acupuntura

La acupuntura es usada para tratar la depresión porque equilibra el flujo de chi y sangre a través del cuerpo y puede resolver los desequilibrios energéticos subyacentes que causan su depresión. Se ha demostrado que con la estimulación de los puntos de acupuntura se liberan endorfinas y encefalinas. Por ello, los tratamientos de acupuntura pueden tener un efecto tranquilizante y levantar el ánimo.

Cuando aparecen los síntomas físicos de la depresión como dolores de cabeza, estómago o espalda, la acupuntura puede ayudarle a aliviarlos. Para ello, debería consultar a un acupuntor profesional. Si recibe ayuda de más de un terapeuta (médico, psicólogo, acupuntor; etc.), asegúrese de explicarle a cada uno los demás tratamientos que recibe.

Acupresión

Para combatir la apatía y los síntomas físicos de la depresión, puede practicar la acupresión en solitario o con un acompañante. La acupresión se practica aplicando una presión firme y prolongada en puntos específicos del cuerpo. Cuando son estimulados, estos puntos, idénticos que los de acupuntura, afectan a otras partes del cuerpo.

Cuando practique la acupresión, relaje su cuerpo y concéntrese solo en el punto que presiona. Puede trabajar sobre su cuerpo o tener un compañero que lo haga. La depresión puede darse cuando reprime ciertas emociones como la rabia o la culpa, y los puntos antidepresivos de la acupresión le ayudan a liberar esa energía bloqueada. Una vez afloren a la superficie, puede examinar esos sentimientos e intentar comprenderlos mejor.

Estos son los puntos antidepresivos de acupresión.

La cumbre posterior (GV 19), el punto de encuentro cien (GV 20) y la cumbre anterior (GV 21) están todos localizadas en la cumbre de la cabeza. Presionándolos puede aliviar tanto la depresión como los dolores de cabeza y pérdidas de memoria que conlleva. Empiece con el punto medio, GV 20. Sitúe su pulgar izquierdo en la punta de su oreja izquierda y el derecho en la punta de la oreja derecha. Mueva las puntas de los dedos hacia la punta de su cabeza y busque un hueco cerca del centro. El GV 19, también situado en un hueco, está aproximadamente dos centímetros y medio tras el GV 20, y el GV 21, dos centímetros y medio delante. Aplicando una presión firme y continua sobre esos puntos, se relajará y se librará de la depresión.

GB 20: Laguna

Estos dos puntos se hallan en los huecos entre los dos grandes músculos del cuello, justo debajo de la base del cráneo. Presionándolos, combatirá la depresión, la tensión del cuello, los dolores de cabeza y la irritabilidad.

B 10: Pilar celeste

Situados a un centímetro de la base del cráneo, en los músculos que bordean la columna, estos puntos pueden aliviar el cansancio y la depresión.

B 43: Región vital

Estas dos regiones están situadas bajo los omoplatos y la espina, en concreto a ocho centímetros de la espina, a la altura de la cuarta vértebra torácica. Son efectivos para suavizar y equilibrar las emociones. Si no tiene nadie para presionar esos puntos, puede tumbarse sobre la espalda, con dos pelotas de tenis en los lugares apropiados. Apoyándose sobre las pelotas aplicará un suave masaje.

B 23: Riñón Shu, B 52: Habitación de la voluntad

Los puntos B 23 están situados en la espalda inferior, a nivel de la cintura, alejados entre dos y cinco centímetros de la columna. Los B 52 están a la misma altura, alejados entre dos y cinco centímetros de los puntos anteriores. Presionar estos puntos puede aliviar la depresión, el cansancio y los trastornos emocionales.

Tercer ojo (Yintang)

Como su nombre sugiere, este punto está situado entre las cejas. Presionándolo, suaviza sus emociones y combate la depresión.

K 27: Mansión elegante

Situados entre la punta de la clavícula y la primera costilla, antes del esternón, estos puntos alivian la depresión, la ansiedad y las dificultades respiratorias.

Lu 1: Tesoro central

Estos puntos están situados a los lados del pecho superior, a la altura del primer espacio intercostal bajo la primera costilla), a quince centímetros del centro del cuerpo. Presionándolos, aliviará la tensión, la angustia, las emociones bloqueadas, y las dificultades respiratorias.

CV 17: Centro del pecho

Este punto se halla en el centro del esternón, a la altura del cuarto espacio intercostal (es decir, bajo la cuarta costilla). Permite aliviar la angustia, la depresión, la ansiedad y la inestabilidad emocional.

St 36: Punto de las tres millas

Estos puntos están situados a cuatro dedos bajo la rótula y a dos centímetros de la espinilla Son útiles para tonificar los músculos, equilibrar las emociones, aliviar el cansancio y combatir la depresión. Practique con estos puntos de acupresión para descubrir cuáles le benefician más, y piense cómo unirlos en una rutina o ejercicio que le permita relajarse y reanimarse. Por ejemplo: 1º) empiece presionando el B 43 (tumbado de espaldas y usando las pelotas de tenis); 2º) permanezca tumbado y presione los GB 20, mientras respira profundamente; 3º) mueva los dedos hasta los puntos antidepresivos en la punta de la cabeza (GV 19, GV 20 y GV 21), si lo desea, puede estimularlos frotándolos enérgicamente en vez de solo presionarlos y 4º) sin levantarse, acabe su ejercicio presionando los K 27 y CV 17.

Una vez haya presionado todos esos puntos, siga tumbado con los brazos cruzados sobre el pecho o situados a los lados. Respire lenta y profundamente, sienta cómo se retiran la tensión y las sensaciones negativas. Su depresión desaparece y se siente cargado de energía.

Aromaterapia

Como sugiere su nombre, la aromaterapia usa esencias aromáticas extraídas de las plantas. Los aceites esenciales son como las hormonas de las plantas: controlan sus reacciones bioquímicas, transmiten mensajes entre las células, y protegen la planta de parásitos, bacterias y hongos. Son la sustancia más vital de la planta.

La mayoría de aceites esenciales son claros, solubles en alcohol pero insolubles en agua. Aunque no se sabe exactamente cómo funciona la aromaterapia, sí sabemos que nuestro sentido del olfato está conectado a nuestra mente y puede actuar a nivel subconsciente. Los nervios olfativos están conectados al sistema limbar, que regula las actividades sensomotrices e influye en el comportamiento. Por ello, el olor puede afectar al comportamiento emocional.

Tanto si son inhalados como absorbidos a través de la piel, los aceites esenciales viajan a través del cuerpo para afectar a varios órganos. Los aceites pueden estimular, sedar, servir de carminativos o digestivos. Los aceites esenciales suelen ser aplicados mediante masajes, ungüentos, baños, compresas e inhalaciones de vapor. El masaje es quizás el más efectivo, pues la estimulación de la piel y relajación del cuerpo favorecen la penetración del aceite. Con la sangre y los músculos estimulados, los aceites pueden ser absorbidos antes. Los baños calientes también son efectivos, pues el calor abre los poros y permite que los aceites sean absorbidos. Puede probar de usar los aceites esenciales en un baño de pies, ¡por ejemplo después de una sesión de reflexología!

Los aceites esenciales son muy poderosos, incluso muchos de ellos lo son demasiado como para aplicarlos directamente sobre la piel. Si los usa para un masaje, añádalos al aceite o crema de masaje, y pruebe con varias cantidades. Incluso en un baño, el exceso de un aceite particular puede irritar su piel. Empiece con unas pocas gotas. Si le gusta el efecto, puede añadir un poco más. Algunos aceites contrarrestan los remedios homeopáticos, asegúrese pues de consultar a un homeópata antes de combinar ambos tratamientos.

Los siguientes aceites esenciales pueden añadirse al baño o mezclarse con aceite de grano de uva para un masaje: albahaca, bergamota, alcanfor de Borneo, camomila, geranio, lavanda, orégano, neroli, menta, romero y tomillo. También puede inhalar esos aceites vaporizados, añadiéndolos a un vaporizador o hirviendo un cazo de agua, y añadiendo varias gotas, dejando que el vapor llene su habitación. Para mantener el flujo de vapor, puede usar un calentador de café o un cazo especial.

Respiración

Cuando se sienta tenso y su ánimo decaiga, su respiración seguramente será superficial y entrecortada. Respirando más hondo y manteniendo un ritmo consistente, aumenta la cantidad de oxígeno que llega a sus pulmones, sangre, órganos y células. Obviamente, este oxígeno es vital para que sus sistemas fisiológicos funcionen adecuadamente.

La respiración profunda, que también relaja el cuerpo y la mente, le permite examinar sus pensamientos negativos y sustituirlos por otros más positivos.

Quizás crea que la respiración rítmica es fácil de conseguir, pero si comprueba su modo de respirar, probablemente descubrirá que no es nada consistente ni profundo. Para ser más consciente de su forma de respirar, pruebe este ejercicio:

- Túmbese en el suelo en posición de muerto, con las piernas estiradas y ligeramente separadas, los brazos a los lados sin tocar el cuerpo, las palmas hacia arriba y los ojos cerrados.
- Concéntrese en su respiración. Sitúe una mano sobre aquella parte del cuerpo que sube y baja. Si ese lugar está sobre el pecho, su respiración es demasiado superficial y no aprovecha toda la capacidad pulmonar.
- Ponga las manos sobre el abdomen y vuelva a sentir cómo sube y baja. ¿Se mueve su pecho con el abdomen? Si no es así, concéntrese en hacerlos subir y bajar juntos.
- Concéntrese en respirar profundamente por la nariz, llene completamente los pulmones para que su pecho y abdomen suban y bajen con cada respiración.
- Mientras respira, repase su cuerpo en busca de tensión. Relaje los músculos rígidos y deje salir la tensión.

Practicando este ejercicio, será más consciente de sus hábitos respiratorios. Una vez se haya familiarizado con su respiración, practique el siguiente ejercicio para hacerla más profunda.

- Túmbese en el suelo con las rodillas dobladas y los pies separados. Asegúrese de que su espalda está pegada al suelo. Repase su cuerpo en busca de tensión y déjela ir.
- Deje una mano sobre el estómago y la otra sobre el pecho.
- Inspire lenta y profundamente por la nariz, llenando el estómago de modo que la mano lo sienta subir. Su pecho debe moverse suavemente con el abdomen.
- Repita el paso 3 hasta que se sienta cómodo al llenar el abdomen. Entonces, inspire profundamente y expulse el aire suavemente por la boca.
- Respire profundamente durante cinco o diez minutos, una o dos veces al día. Una vez lo domine, podrá practicar este ejercicio durante veinte minutos, siempre que necesite relajarse y concentrar su energía.

Este ejercicio de relajación le permitirá ahuyentar la depresión y cargarse de energía.

- Siéntese en una silla cómoda con la espalda recta y los pies pegados al suelo.
- Suba las manos, inspire profundamente y, mientras contiene la respiración, cierre los puños hasta que los músculos de sus brazos se tensen.
- Espire lentamente y, sin relajar los brazos, baje los puños hasta el pecho, como si estirase cintas elásticas.
- Repita los pasos 2 y 3 unas cuantas veces.
- Cuando lo repita por última vez, cruce los brazos sobre el pecho, con los dedos estirados sobre los extremos superiores del pecho, y las muñecas cruzadas en el centro.
- Pegue la barbilla al pecho e inspire brevemente cuatro veces sin espirar. Tras la cuarta inspiración sus pulmones deberían estar llenos. Contenga la respiración.
- Espire lentamente por la boca. Repita el ejercicio durante unos pocos minutos, concentrándose en el ritmo de su respiración.

Ejercicio

El ejercicio es esencial para la salud física y mental. Mejora su circulación y respiración; fortalece sus músculos, incluyendo el corazón; reduce los niveles de grasas y triglicéridos en la sangre, y permite eliminar emociones negativas como la rabia, frustración e irritabilidad. Al estimular la producción de neuroquímicos como la norepinefrina en el cerebro, puede ayudarle a salir de una depresión. Seguramente habrá oído hablar del *subidón* del corredor. La razón por la cual los atletas son adictos a correr es porque aumenta la producción de norepinefrina, que mantiene su ánimo alto.

Existen dos tipos de ejercicios, los aeróbicos y los anaeróbicos. Los ejercicios aeróbicos requieren que el pulso se mantenga durante unos veinte minutos a un ritmo normal de entrenamiento. Actividades como nadar, correr o andar a buen paso son aeróbicas, mientras que las pesas y el culturismo son anaeróbicas. Aunque estas últimas actividades aumentan la fuerza y la flexibilidad muscular, no aumentan significativamente su ritmo cardíaco como para experimentar los beneficios de una respiración y circulación mayores.

Elija un ejercicio o actividad física que disfrute, y estará más dispuesto a practicarlo regularmente. En la elección también debería tener en cuenta su horario y posibilidades. Si por ejemplo vive en un clima cálido, correr quizás no sea lo más apropiado, y disfrute más nadando. Considere también si desea que el ejercicio suponga un momento de tranquilidad o una actividad social. Mucha gente afirma que practicar ejercicio con un compañero o en grupo le ayuda a motivarse y hace la actividad más divertida.

Antes de empezar a entrenarse, debería pasar un examen físico completo. Si no se ha ejercitado regularmente durante un tiempo, empiece lentamente e incremente gradualmente la duración y la intensidad. Si siente dolor o mareos inusitados, deténgase y consulte a su médico. Intente incorporar los siguientes ejercicios. Aunque estas actividades mejorarán tanto su circulación como su flexibilidad y tono muscular, debería combinarlas o alternarlas con otras aeróbicas, o al menos pasear a su perro entre veinte y treinta minutos dos veces al día.

Ahora bien, si está deprimido, ¡bastante tendrá con levantarse por las mañanas como para hacer ejercicio! Pero intente forzarse a ello. Una vez se sumerja en la rutina de ejercicios, empezará a sentir sus efectos: ¡experimentará ese *subidón* y se sentirá mal solo si no practica ejercicio!

No olvide practicar cinco minutos de estiramientos y calentamiento (antes y después del ejercicio), usar prendas cómodas y calzado deportivo, y beber mucha agua en todo momento. En general, debería repetir diez veces cada ejercicio, aunque todo depende de sus necesidades. Para obtener un máximo beneficio, todos sus movimientos deben ser lentos y controlados.

Brazos

- Póngase de pie, con los pies separados por la longitud de sus hombros, el estómago hacia dentro y la espalda recta. Extienda los brazos a los lados con las palmas hacia arriba y cierre los puños. Imagine que sostiene pesas (o use pesas ligeras, si lo desea). Doblándose por la cintura, apriete lentamente los puños hacia los hombros, y después estire de nuevo los brazos. Este ejercicio trabaja sus bíceps.
- Estire los brazos a los lados, como en el paso 1, pero gírelos hacia el suelo (con las palmas hacia abajo). Cierre los puños, presiónelos contra los sobacos, y extienda los brazos otra vez. Este ejercicio trabaja el dorso de los brazos, o tríceps.
- Junte los pies, doble suavemente las rodillas e inclínese suavemente por la cintura. Cierre los puños, doble los codos y manténgalos pegados al cuerpo. Sin mover la parte superior de los brazos ni los codos, extienda los antebrazos detrás suyo. Repítalo diez veces. La última vez, mantenga los brazos extendidos tras usted. Gire las palmas hacia el techo, levante y baje suavemente los brazos diez veces. Ambos ejercicios trabajan sus bíceps.

Abdomen

- Túmbese en el suelo con el estómago hacia dentro, de modo que la parte inferior de su espalda presione contra el suelo. Doble las rodillas y levante las piernas hasta que formen un ángulo recto con el suelo. Junte las manos tras la cabeza, mantenga los codos hacia abajo, y levante la cabeza y los hombros tan altos como pueda. No hunda la barbilla ni presione la cabeza hacia adelante. Sus codos deben quedar atrás y los músculos de su estómago hacer todo el trabajo cuando se eleve. Cuando baje los hombros, intente no apoyarlos del todo en el suelo. Realice movimientos lentos y controlados para aprovechar al máximo el efecto de los ejercicios abdominales.

- Túmbese en la misma posición de base, pero extienda las piernas hacia arriba. Levante y baje la cabeza y hombros, manteniendo los codos hacia atrás y dejando que los músculos abdominales hagan el trabajo.
- Sin cambiar de posición, doble las piernas suavemente. Cuando las levante, inclínelas ligeramente hacia la izquierda y doble la rodilla izquierda hacia dentro. No debería tocar la rodilla con el codo; mantenga los codos hacia atrás e incline la barbilla hacia la rodilla. También en este caso los músculos abdominales deben hacer el trabajo y no debe sentir tensión en el cuello.

Piernas

Póngase de pie, con los pies separados por la longitud de sus hombros, las manos sobre las caderas, el estómago hacia adentro, la espalda recta y los dedos de los pies en la misma dirección que sus rodillas. Sin doblar la espalda, baje las nalgas doblando mucho las rodillas; baje tanto como se sienta cómodo. Levántese lentamente, sin bloquear las rodillas, manténgalas siempre un poco dobladas. Cuando pueda realizar este ejercicio con una relativa facilidad, intente doblar más las rodillas. Recuerde que los dedos de los pies siempre deben apuntar en la misma dirección que éstas.

Cara externa de los muslos

- Túmbese sobre el costado izquierdo, con las piernas estiradas una encima de otra, la espalda recta, la pelvis ligeramente inclinada hacia el suelo, el codo izquierdo doblado y la mano izquierda aguantando la cabeza. Levante la pierna derecha entre quince y treinta centímetros. Con la parte exterior del muslo hacia el techo, acerque suavemente la rodilla hacia el hombro y después estire de nuevo la pierna. Repítalo diez veces en cada lado.
- Túmbese en la misma posición que antes, pero doble las

rodillas hasta formar un ángulo recto. Levante y baje suavemente la pierna de encima. Repítalo diez veces con cada pierna.

Cara interna de los muslos

Túmbese con la parte más estrecha de la espalda contra el suelo y las manos bajo las nalgas para sostener esta. Levante las piernas estiradas, sin bloquear las rodillas, y los dedos de los pies hacia arriba. Separe las piernas a los lados, sin dejarlas caer, tanto como se sienta cómodo. Los movimientos deben ser lentos y controlados. Cuando las junte, presione los muslos entre sí. De este modo, sus músculos trabajan más. Repítalo diez veces con los dedos de los pies hacia arriba y otras diez con los pies doblados.

Recuerde que cuando practica ejercicios como este, sus movimientos deben ser controlados y suaves —no debe limitarse a balancear los brazos o las piernas—. Puede usar pesas ligeras si lo desea, o imaginar simplemente que siente una resistencia cuando tensa los músculos. Si tiene la tentación de saltarse los ejercicios de relajación tras al entrenamiento para ahorrar tiempo, puede lamentarlo. Los músculos se contraen y tensan cuando los ejercita, y los estiramientos sirven para prevenir calambres o tirones. ¡Los estiramientos antes y después del entrenamiento son una garantía contra lesiones!

Yoga

El yoga es una forma de relajación que puede aliviar la depresión. Tonifica el sistema nervioso, estimula la circulación, facilita la concentración y carga de energía la mente y el cuerpo. Las siguientes posturas son especialmente útiles para tratar la depresión.

El carro

Túmbese sobre la espalda con las manos bajo las nalgas. Levante las piernas y balancee los pies sobre la cabeza hasta que los dedos de los pies toquen el suelo (si es posible). Sus brazos deben permanecer junto al cuerpo, con las palmas hacia abajo. Mientras mantiene la posición, repase su cuerpo en busca de tensión y relájese, en especial los hombros y los brazos. Respire lenta y rítmicamente.

Sobre los hombros

Túmbese de espaldas y ponga las manos bajo las nalgas. Inspire, doble las caderas y levante las piernas hasta dejarlas en posición vertical. Apoye los codos en el suelo para que sus manos puedan soportar su espalda, y pegue la barbilla al pecho. Mantenga la posición mientras se sienta cómodo, pero no más de quince minutos.

Yoga Mudra

Siéntese con las piernas cruzadas. Mientras espira, inclínese hacia delante hasta tocar el suelo con la frente (si es posible). Ponga sus brazos tras la espalda y con una mano agarre la otra muñeca. Mantenga la posición. Después, inspire mientras vuelve a la posición inicial. Practique esta posición durante no más de quince minutos.

Posición del cuerpo

Túmbese sobre la espalda en un lugar sombrío y tranquilo. Deje los brazos descansando junto a su cuerpo, con las palmas hacia arriba. Puede separar ligeramente los pies. Respire lenta y profundamente, dejando que la calma fluya por su cuerpo. Deje que la tensión se aleje. Pruebe los siguientes ejercicios de tensión–relajación mientras yace en esta posición.

- Mientras inspira por la nariz, tense los músculos de sus rodillas, pantorrillas, tobillos, pies y dedos de los pies. Mantenga la tensión, después, relájese y espire.
- Inspire, tense todos músculos del paso anterior y los de su abdomen, pelvis, cadera y muslos. Mantenga la tensión, relájese y espire.
- Tense los músculos de su cuello, hombros, brazos, codos, muñecas, manos, dedos, pecho, tronco y piernas. Mantenga la tensión, relájese y espire.

- Finalmente, empezando por cuero cabelludo, la cara y la cabeza, tense todos los músculos de su cuerpo. Mantenga la tensión, relájese y espire. Sienta cómo la tensión ha salido de su cuerpo.

Hierbas medicinales

Muchas son las hierbas que pueden ayudarle a superar un estado de melancolía o depresión. Preparadas como infusiones o tés, las hierbas son estupendos complementos de otras terapias naturales en el tratamiento de la depresión leve. Si desea probarlas, consulte a su médico, psiquiatra o médico naturista, especialmente si toma remedios homeopáticos o medicamentos convencionales.

Las hierbas, a menos que sean venenosas en ciertas cantidades o formas, suelen prepararse hirviendo una parte en veinte de agua. Hiérvalas entre diez y veinte minutos, fíltrelas y beba unos ciento cincuenta gramos seis veces al día. Puede añadir orégano, tomillo, romero y salvia, excelentes hierbas para levantar el ánimo. Los aceites esenciales de plantas como la bergamota, naranja, limón, jazmín, neroli y rosa pueden aplicarse con masajes.

Preparaciones de hierbas

Bálsamo

Miembro de la familia de lamenta, esta hierba también es conocida como melisa. Mejor usar las hojas y tallos frescos y verdes que secos. Un té de bálsamo estimulará su cerebro, vencerá la sensación de apatía y letargia.

Eléboro negro

También llamado Rosa de Navidad, la raíz seca y el jugo de esta hierba son venenosos en grandes cantidades. En pequeñas cantidades, es buena para aliviar la melancolía y la manía.

Borraja

Esta hierba es rica en potasio. Use las semillas y hojas para aliviar la tristeza y melancolía

Clavo

Mezcle ¼ de clavo machacado, sesenta gramos de pétalos de rosa y treinta de menta. Elabore una pequeña píldora o hiérvalo en agua e inhale el vapor. Sirve para aliviar la tristeza y dormir mejor.

Fo–ti–tieng

Esta hierba rejuvenecedora, ampliamente estudiada en Francia, reanima el cerebro, los nervios y las glándulas endocrinas. Beba un té con las hojas y semillas cada día.

Romero

Además de ser muy útil para cocinar, es excelente para elaborar píldoras contra el insomnio y baños herbales. Le cargará de energía y hará sentir feliz. También puede preparar un saludable té de romero con una pizca de valeriana.

St. Johnswort

Con las flores de esta planta se elabora una infusión útil para aliviar la tristeza y melancolía.

Tomillo

Esta hierba, otro miembro de la familia de la menta, es fácil de cultivar en su propio jardín. Añada esta especia a sus platos, y úsela en bolsitas para combatir la melancolía.

Tónicos

Sumerja quince gramos de corteza de álamo finamente desmenuzada y quince de raíz de genciana en un litro de agua durante quince minutos. Hiérvalo y añada quince gramos de agrimonio y centauro. Déjelo enfriar durante diez minutos y fíltrelo. Si lo desea, puede añadir miel para endulzarlo. Tome tres o cuatro cucharadas grandes antes de las comidas.

Hierva dos tazas de agua con una cucharadita de romero y otra de salvia. Déjelo enfriar durante cinco minutos, fíltrelo y bébalo a diario.

Homeopatía

Si sufre un episodio depresivo, los remedios homeopáticos pueden ser útiles para aliviar el estrés. Estos remedios se prescriben a partir de las similitudes con los síntomas que padece. Si por ejemplo, se siente ansioso, inquieto y cansado, podría probar *Arsenicum album*; para la melancolía que sigue a una ruptura sentimental, *Ignatia*; si llora a menudo y siente necesidad de apoyo, *Pulsatilla*; la sepia puede servir si se siente deprimido, irritable, abrumado por las responsabilidades y preocupaciones. Depresiones más graves deberían ser tratadas por un homeópata experto.

En caso de depresión leve, puede usar una guía homeopática para administrarse sus propios remedios. Primero deberá estudiar el caso, observando todos los síntomas, tanto físicos como mentales. Elija el remedio basándose en sus similitudes con los síntomas, por lo que es esencial obtener un retrato completo del caso. Mientras estudia al paciente, no olvide su color de piel, labios y lengua; expresión y actitud; lenguaje corporal (el modo como se mueve o se sienta); estado de ánimo; temperatura y sensibilidad de la piel: tono y la velocidad del habla; pulso; respiración; explicaciones sobre sus dolencias; momentos en los que se siente peor; deseos o fobia. Anote todas sus observaciones y guárdelas como historiales médicos para usos futuros.

Tras estudiar el caso, elija un remedio apropiado que coincida con los síntomas. Aunque este libro sugiere remedios para el estrés, la ansiedad y la depresión, debería consultar en la *Materia Médica homeopática* una descripción detallada de cada uno. La mayoría de libros sobre homeopatía contienen una *Materia Médica* que enumera los remedios más frecuentes. Si no sabe cuál usar, no dude en consultar a un homeópata experto.

Los remedios homeopáticos suelen venir en forma de tabletas, granulados o tinturas, y puede adquirirlos en farmacias especializadas. La dosis estándar es dos tabletas de una potencia x6 cada dos o cuatro horas. Cuando administre un tratamiento, use una potencia x6 o x12. Si no observa resultados, puede evaluar otros remedios posibles.

Aplique un solo remedio a la vez, porque a cada cual le corresponden unos síntomas particulares. Deje que el remedio se disuelva en la boca. Quince minutos antes y quince después ingiera solo agua.

Una vez la mejora se haga patente, puede aumentar los intervalos entre las dosis e interrumpir el tratamiento cuando desaparezcan los síntomas. Guarde los remedios homeopáticos en los mismos envases en los que los compró, y asegúrese de que están bien cerrados. No deberían entrar en contacto con otra sustancia, calor, luz directa u olores penetrantes.

Si padece una depresión moderada o grave, debería visitar a un homeópata en vez de tratarse a sí mismo. En esos casos también es aconsejable complementar la homeopatía con otros tratamientos como la psicoterapia o la medicación convencional.

Nutrición

Todos sabemos que la buena alimentación es esencial para conservar la salud. Pero no todos sabemos que algunos alimentos pueden causar alergias o agravar enfermedades, ni que algunas vitaminas y minerales puede ser usados para tratar enfermedades.

La depresión ha sido asociada con un consumo excesivo de cafeína. Si algún día bebe cuatro o más tazas de café, intente sustituirlo por café descafeinado o bebidas más suaves. Si es adicto a los dulces o la comida basura, el azúcar refinado puede agravar su ánimo decaído. Evite la cafeína, el azúcar, el alcohol y los productos lácteos si es sensible a la lactosa. Evite comidas procesadas que contienen colorantes y conservantes artificiales. En vez de eso colme su dieta de verduras frescas, fruta cereales enteros y alimentos equilibrados.

Debería comer las siguientes porciones de alimentos básicos cada día.

Vegetales	3–5 (1 ración = 1/2 taza)
Fruta	2–4 (1 ración = 1/2 taza o 1 fruta)
Pan, cereales, granos	6–11 (1 ración = 1 rebanada o 1/2 de taza de cereales)
Productos lácteos	2–3; 3–4 para adolescentes, mujeres embarazadas o madres lactantes (1 ración = 1 taza de leche o yogur, 1 loncha de queso)
Carne, aves, pescado, huevos, legumbres	2–3 (1 ración = 85 gramos de carne magra; 2 huevos; 1 1/4 taza de legumbres.

Cuando elabore una dieta saludable para combatir la depresión, limite el consumo diario de grasas al 30 % de las calorías totales. Intente no consumir más de 300 miligramos de colesterol al día, y limite las raciones de carne y pescado a 85 gramos cada una.

Si sospecha que es alérgico o sensible a un alimento, elimine todos aquellos que come más de dos veces a la semana (por ejemplo, trigo, productos lácteos). Reintroduzca un alimento cada tres días, pues la reacción puede tardar hasta setenta y dos hora en ocurrir.

Mantenga un diario alimenticio detallado para saber qué alimentos causan los síntomas.

Para determinar los desequilibrios minerales que agravan la enfermedad, debería pasar análisis de sangre, orina y función tiroidea. Algunos médicos naturistas también realizan análisis de cabello y uñas.

Vitaminas y minerales

Es esencial que tome cantidades suficientes de todas las vitaminas y minerales para conservar una buena salud y estabilidad emocional. A continuación enumeramos los nutrientes asociados con la depresión y otros problemas del ánimo.

B1 (tiamina)

Necesaria para que el cerebro metabolice carbohidratos. Una carencia puede causar fatiga, irritabilidad, lapsus de memoria, insomnio, pérdida de apetito y problemas de estómago. La gente con más riesgos de sufrir una carencia son los alcohólicos, las embarazadas y lactantes, quienes padecen frecuentes diarreas, los drogadictos, los ancianos, los enfermos crónicos y los aficionados a la comida basura.

B2 (riboflavina)

Esencial para el crecimiento y funcionamiento de los tejidos corporales. Una carencia puede causar síntomas de depresión. Corren más riesgo de padecerla las mujeres que toman anticonceptivos orales y las que están en su segundo trimestre de embarazo.

B3 (niacina)

Una carencia de esta vitamina puede causar una depresión e incluso psicosis y demencia si no se trata. Los síntomas de una deficiencia incluyen agitación, ansiedad y letargia mental. Corren más riesgo los ancianos, drogadictos, alcohólicos y enfermos del hígado.

B6 (piridoxina)

Esencial para el buen estado de la sangre, la piel y el sistema nervioso. Presente en la mayoría de alimentos. Su carencia, estrechamente relacionada con la depresión, puede ser el resultado de una mala absorción de la vitamina debida a una enfermedad, las drogas y un metabolismo demasiado rápido.

B12

Se halla generalmente en la carne y las proteínas animales, se almacena en el hígado. Cuando se agotan las reservas, pueden desarrollarse síntomas como la demencia, cambios de humor, irritabilidad, paranoia, mania y confusión.

Vitamina C

Facilita la absorción de hierro, colabora con el ácido fólico y los aminoácidos. Una deficiencia puede provocar cansancio, debilidad, apatía, pérdida de peso y depresión. Si sufre estrés, está embarazada, tiene un cierta edad, toma anticonceptivos orales o tetraciclina, necesitará una cantidad mayor que la normal.

Ácido fólico

Su carencia causa síntomas de depresión, cansancio y apatía. Medicamentos como la aspirina, los barbitúricos, los anticonvulsionantes y los anticonceptivos orales pueden inhibir su absorción.

Minerales.

El hierro, sodio, magnesio, calcio, potasio, cromo, cobre, cobalto, magnesia, cinc, níquel, estroncio, selenio y molibdeno son metales o minerales esenciales para el correcto funcionamiento de los enzimas. La falta de ciertos minerales como el potasio, sodio, hierro, calcio, magnesia, cinc y magnesio pueden causar síntomas de depresión. Un exceso de minerales no esenciales como el plomo, mercurio, arsénico, bismuto, aluminio y bromo puede provocar una depresión.

Aminoácidos

Seguramente habrá oído hablar de ellos, son los ladrillos con los que se construyen las proteínas. Algunos tienen propiedades similares a los neurotransmisores, útiles para tratar la ansiedad y depresión. El ácido gama–aminobutírico, o GABA, es un antiansiolítico natural del que suelen encontrarse bajos niveles en las personas deprimidas. El L–triptofán es un precursor de la síntesis de la serotonina, y también es vital para combatir la depresión y mantener el equilibrio emocional. Entre los alimentos que contienen triptofán encontramos los plátanos, la carne, el pavo, los higos, los dátiles, la piña, la pasta, los cacahuetes y el queso procesado. Por su parte, la tirosina es un precursor de la norepinefrina y la dopamina, dos neuroquímicos responsables del estado de ánimo. Encontramos tirosina en los huevos, semillas verdes, carne magra, guisantes, pescado, quesos curados naturalmente, algas, leche desnatada, tofu, pan integral y yogur. La D–fenilanina es otro importante aminoácido que ha sido relacionado con la depresión.

Es difícil tratar las alteraciones del ánimo con aminoácidos porque cuesta determinar qué cantidad de sustancia alcanza el cerebro. Pero sin duda no puede perjudicarle comer alimentos sanos, ricos en aminoácidos, como paso hacia una salud mental global.

Un nutricionista o médico naturista puede ayudarle a tratar su depresión complementando su dieta con vitaminas y minerales. Cuando los síntomas se hayan aliviado, ajustará las dosis para mantener un nivel satisfactorio de salud y bienestar. Dado que si consume por su cuenta grandes cantidades de vitaminas, minerales y aminoácidos puede agravar su problema; para obtener un diagnóstico y tratamiento precisos es mejor recurrir a un médico naturista. Este puede realizar un trabajo de laboratorio como análisis de pelo, uña, sangre y orina.

Medicina física

Masaje

Tanto si supone presionar puntos de acupresión, manipular huesos o tejido conjuntivo, o disfrutar de un masaje relajante, el poder del contacto físico es increíble. Para mucha gente, no hay nada más relajante y vigorizante que un masaje. Si está triste y decaído, intente empezar el día con algo de ejercicio seguido de un masaje. Un masajista profesional no le costará muy caro y le saldrá a cuenta. También puede pedir a un amigo que le dé uno o seguir estas sugerencias para aplicarse uno usted mismo:

Empiece con la cabeza y continúe hasta los dedos de los pies. Ponga un poco de aceite de masaje en sus palmas y, con las manos planas, frote vigorosamente su cabello y cuero cabelludo. Puede usar las puntas de los dedos para cubrir la cabeza con pequeños movimientos circulares. Siga suavemente con su cara, orejas y cuello. Amase los hombros y frote vigorosamente los brazos con movimientos arriba y abajo. Use movimientos circulares en sus codos, y amase sus manos y dedos. Después, pase al pecho y estómago con grandes y suaves movimientos circulares. Masajee también los costados y la espalda, si puede alcanzarlos sin forzarse. Aplique vigorosos movimientos sobre las piernas, circulares sobre las rodillas y tobillos.

Masajee los pies de punta a punta, especialmente los dedos. Cuando acabe, tome una ducha caliente y use un jabón suave para limpiar los restos de aceite. El aceite que ha penetrado o permanece en la superficie de la piel, la acondiciona y calienta su cuerpo.

Reflexología

Como vimos con la acupuntura, los chinos creen desde hace tiempo que la estimulación de ciertos puntos puede afectar a otros órganos o partes del cuerpo. La reflexología del pie es un resultado de esta teoría. La planta del pie está cubierta de puntos que corresponden a varios sistemas y partes del cuerpo. Un masaje sobre estos puntos, ya sea frotando o presionando, alivia la tensión, desbloquea el flujo de energía y estimula la circulación de la sangre. La reflexología también ayuda a destruir los pequeños cristales o depósitos de ácido láctico situados en sus pies. Una vez rotos, pueden ser reabsorbidos por el cuerpo y eliminados por el sistema linfático.

En una sesión de reflexología, el terapeuta aplicará un masaje a sus pies y se concentrará en puntos específicos según sus síntomas y quejas. La mayoría de puntos de reflexología están en la punta del pie. La reflexología es fácil de practicar solo o con un compañero. Quizás encuentre que en cada el libro aparece un mapa diferente del pie, por lo que deberá experimentar para encontrar los puntos que mejor le funcionan. Hay unos pocos puntos útiles para aliviar la depresión: el del centro del dedo gordo, corresponde a la glándula pituitaria; el que está justo antes de este, en el lado interno del pie, a la glándula pineal, el del centro del arco del pie, al timo, y el que también está en el arco, pero bajo el dedo gordo, a las glándulas tiroides y paratiroides. Dado que estas tres glándulas –pituitaria, pineal, timo, tiroides y paratiroides– están relacionadas con la estabilidad emocional y la salud mental, un masaje o presión sobre ellos puede aliviar sus síntomas depresivos. Recuerde que como en el caso de muchas terapias naturales, la reflexología debería ser una experiencia relajante. Si es del tipo de persona a quien no le gusta que le toquen los pies –¡o tiene cosquillas!– seguramente no es una buena terapia para usted.

Psicoterapia

Aunque la depresión tiene un claro componente fisiológico, los factores psicológicos también deben ser abordados. Los antidepresivos pueden realizar maravillas ajustando los desequilibrios neuroquímicos en su cerebro, pero no pueden resolver los conflictos y problemas que afectan a su ánimo. Si algo le contraría de verdad, ninguna medicación le hará sentir mejor, al menos no por mucho tiempo. Si la depresión es leve, la psicoterapia suele bastar para llegar a la raíz del problema y ayudarle a resolverlo. El crecimiento personal que alcanzará le permitirá prever futuras recaídas. Para depresiones moderadas o graves, el mejor tratamiento es una combinación de medicación tradicional y psicoterapia, que puede ser reforzada más adelante con terapias naturales.

Psicoterapia psicoanalítica

Según la teoría psicoanalítica, la depresión es el resultado de la interiorización inconsciente de sentimientos negativos como la culpa o la rabia. El tratamiento le permite ser más consciente de los sentimientos que reprime, deponer su hostilidad y estudiar la incidencia de los traumas sobre su depresión. En una sesión de terapia psicoanalítica, uno intenta hablar libremente mientras el terapeuta escucha y observa. El terapeuta le ayudará a entender sus sentimientos, pensamientos, acciones e ideas, profundizando en el conocimiento de usted mismo. Una vez liberado de sus sentimientos reprimidos, puede establecer modelos de pensar y actuar más adaptados.

Psicoterapia cognitiva

Según la idea en la que se basa esta terapia, «Eres lo que piensas». En otras palabras, si tiene malos pensamientos sobre usted o una actitud negativa, seguramente actuad de forma negativa o deprimida. Sus pensamientos, sentimientos y acciones se retroalimentan en un círculo vicioso que confirma sus percepciones deprimidas.

La psicoterapia cognitiva se centrará en cambiar sus modos de pensar para corregir errores en su lógica. El terapeuta le ayudará a cambiar sus opiniones sobre usted y su entorno, señalando evidencias que contradicen sus percepciones negativas. Por ejemplo, si siempre se lamenta de su torpeza, de que no puede hacer nada bien, su terapeuta le indicará las cosas en las que ha tenido éxito.

También puede controlar su diálogo interno para aprender a reconocer los pensamientos destructivos. Cuando los discuta durante la terapia, descubrirá cómo le impiden interpretar los acontecimientos de una manera más realista, precisa y positiva. Una vez aprenda a reconocer tanto sus falsas conclusiones como los sentimientos y comportamientos resultantes, podrá sustituirlos por pensamientos más equilibrados y realistas.

Psicoterapia del comportamiento

Así como la terapia cognitiva permite alterar sus patrones de pensamiento negativos, la psicoterapia del comportamiento se centra en cambiar sus comportamientos inadaptados. El terapeuta le animará a participar en actividades normales, como levantarse por la mañana, ir a comprar, realizar tareas, etc. Además, le desaconsejará comportamientos inadaptados como dormir todo el día o quedarse en casa la mayor parte del tiempo.

Dado que la depresión dificulta las actividades normales, el terapeuta puede idear actividades que desee repetir porque le aportan experiencias positivas. Si una actividad específica parece imposible, el terapeuta la dividirá en partes más manejables. Por ejemplo, si el terapeuta le pide que realice la compra semanal y siente que no puede, le dirá que primero practique levantándose cada mañana, duchándose y vistiéndose. Cuando sea capaz de hacerlo cada día, salga fuera durante al menos cinco o diez minutos, aunque sea solo para quedarse en el jardín. Una vez se sienta cómodo fuera, dé una vuelta a pie o en coche. Finalmente, vaya a comprar. Si todavía le parece difícil, pida a un amigo que le acompañe para apoyarle y animarle. Una vez consiga hacerlo, su terapeuta destacará cómo en realidad no era tan difícil como temía.

También puede controlar sus comportamientos y pensamientos negativos mediante un chequeo de la realidad: compararlos con información accesible para determinar si estaban justificados (no suelen estarlo). Este autoexamen le permite identificar modelos y temas recurrentes para aprender a pensar y actuar de forma más positiva y realista.

Controlar sus pensamientos

Las personas deprimidas tienden a ser duras consigo mismas, a menudo sin razón alguna. Durante la depresión, los pensamientos negativos distorsionan sus percepciones, provocando a menudo actitudes de todo o nada que pueden ser aplastantes.

Aunque le cueste, dedique un tiempo a escuchar sus pensamientos, y a evaluar si son racionales y justificados o falsos y distorsionados. Aprenda a reconocer sus autocríticas cuando las oiga pasar por su mente. Lo más importante es aprender a hablar consigo mismo. Debe sustituir los pensamientos y percepciones negativos por otros más positivos y realistas. Anotar sus pensamientos en un diario o registro es un buen modo de seguirlos, reconocer sus errores lógicos y corregirlos. Enumere los pensamientos negativos, el tipo de distorsión que implican y su respuesta racional a ellos. Entre los pensamientos distorsionados encontramos las generalizaciones excesivas («Siempre me equivoco»), actitudes de todo o nada («Soy un fracaso total»), predicciones irracionales («No gustaré a nadie en la fiesta»), magnificación o minimización («Este aprobado hundirá mi nota final», «Solo he sacado un notable, me sorprende haber aprobado»), razonamiento emocional («Me siento tan inútil como soy en realidad»), y calificarse negativamente («Realmente soy un idiota»).

En la última columna de su lista, la de la respuesta racional, no se conforme con su razonamiento. Mire de frente la situación y escriba una respuesta que realmente crea. Anotar sus pensamientos negativos de este modo puede ayudarle a verlos más objetivamente. Los lleva de la cabeza al papel donde puede examinarlos, pensar en ellos y encontrar respuestas que los refuten. Esta técnica es estudiada en profundidad en el excelente libro sentirse bien del doctor David Burns.

Controlar su comportamiento

Si su depresión le ha hundido tanto que se ha encerrado en sí mismo y se siente incapaz de desarrollar sus tareas habituales, puede serle de ayuda elaborar un diagrama o lista de sus actividades. No de las que hace –que pueden no ser muchas– sino de las que le gustaría hacer y que planea cada día. Trace un diagrama diario o use una agenda para anotar las actividades que planea para la mañana, tarde y noche. Si está gravemente deprimido y a menudo ni siquiera se viste, escriba incluso las menores tareas, como ducharse y comer. A continuación, repase en esta lista sus actividades actuales y anote cuáles son obligaciones (como comprar o limpiar la casa) o placeres (como leer un libro o ir al cine). Intente trabajar las actividades que rehúye. Si por ejemplo, evita ir a comprar, intente imaginarse por qué, y planee una estrategia para abordar esta obligación.

Si estar en público le pone nervioso, practique saliendo unos pocos minutos cada día, y alargue el tiempo a medida que se acostumbra a ello. Después, dé paseos y conduzca, quizás por lugares no muy concurridos. Ocasionalmente comprenderá que sus miedos y pensamientos negativos eran irracionales y se sentirá capaz de ir a comprar.

La depresión se caracteriza por una gran pérdida de motivación. No ve la razón por la que hacer ciertas cosas y las deja correr, ¿no es así? Se equivoca. De hecho, si se para a examinar las cosas que dejó de hacer y las hace, probablemente descubrirá que: 1º) no eran tan difíciles, 2º) valía la pena intentarlo y 3°) ¡tuvo éxito! Anote en un diagrama las actividades que pospone. Mediante porcentajes, califique su grado de dificultad y las satisfacciones que reportan. Cuando haya realizado una actividad, recuerde su dificultad y la satisfacción que obtuvo, ¿coincide con sus expectativas? También puede hacer listas de pros y contras cuando descubra que aplaza algo. Por ejemplo, desearía abordar ese informe que necesita para el trabajo pero no lo hace. Enumere las razones por las cuales no tiene ganas de hacerlo; examine la lista y anote qué razones son irracionales o debidas a pensamientos distorsionados. Después, enumere las razones por las que debería realizar el informe. Lo más probable es que comprenda que sus razones para posponer la tarea son irracionales, pero las razones para hacerla son realistas. Encare el proyecto, y cuando lo haya concluido, seguramente se sentirá muy satisfecho. De nuevo, repasando las actividades que le gustada hacer y haciéndolas, empezará a suprimir los pensamientos negativos que le bloquean y le será más fácil seguir con sus actividades.

Técnicas de relajación

Meditación

La meditación puede ser útil para aliviar depresiones leves. Tiene un efecto muy tranquilizador, ayuda a disipar la tensión y mejora su capacidad de concentración. Mientras medita, también está mucho más al tanto de sus sentimientos y sensaciones internos, alcanzando un elevado estado de conciencia. En vez de resaltar las emociones negativas que le deprimen, puede superarlas con la meditación. Este tipo de crecimiento personal, en el que gana un mayor nivel de conciencia, puede reforzar su autoestima, tranquilidad mental y confianza en usted mismo. Su mente puede viajar libremente sobre el bullicio de pensamientos hasta un lugar silencioso y tranquilo. Además, una actitud emocional positiva y un sentido del bienestar le permiten mantener una buena salud física y mental.

Aprender a meditar no es un proceso fácil. Quizás la gente con problemas para concentrase sienta que no funciona. Pero no debería rendirse en seguida. La meditación efectiva exige mucho tiempo. Es bueno dedicar cada día un tiempo a meditar, y también lo es pedir ayuda a un amigo, pareja, familiar o médico que le anime a perseverar.

Cuando medite, siéntese cómodamente en una habitación tranquila. Cierre los ojos e intente vaciar su mente de pensamientos extraños. A alguna gente le es de utilidad repetir, en voz alta o mentalmente, un mantra: una palabra o frase que, repetida una y otra vez, le relaja. Por ejemplo, puede repetir las palabras «uno» o «calma». Este canto tiene un efecto algo hipnótico que le ayuda a centrarse únicamente en la palabra y vaciar su mente de otros pensamientos. También puede aclarar su mente centrándose en la respiración. Inspire profunda y lentamente mientras cuenta hasta dos, y espire mientras sigue hasta cuatro. Céntrese en mantener el ritmo de su respiración y visualice el flujo de aire entrando y saliendo de su cuerpo. Un estado de conciencia pura, con la mente libre de pensamientos, le permite al momentos de claridad y felicidad, en vez de estar abrumado por la depresión. Si medita de modo consistente, estos momentos se alargarán y eventualmente se convertirán en un estado normal. Descubrirá que el estado de tranquilidad le acompaña en todo momento, y que los pensamientos negativos y enfermedades apenas le distraen. Practicando la meditación, puede trascender los sentimientos negativos.

Si meditar le parece difícil, intente grabar una cinta con el siguiente ejercicio. Le ayudará a alcanzar un estado de relajación que facilita la meditación. Asegúrese de hablar con voz lenta y regular, dejando pausas entre las frases para poder seguir cada instrucción.

«Cierra los ojos y deja que tus miembros cuelguen libremente... Deja caer los hombros... Siente cómo se disipa la tensión de tu cabeza y cuello ... Respira profundamente ... Siente el aire llenando los pulmones ... Espira lentamente ... Siente cómo se relajan los músculos de la frente y la cara... Deja que las marcas de tensión se borren... Siente cómo se relajan los hombros y desaparece la tensión de la espalda... No olvides seguir respirando lenta y profundamente... Céntrate en el aire entrando y saliendo... Deja que la tensión se vaya y siente tu cuerpo más cálido y pesado... Siente los brazos fláccidos y cómodos... Siente la sangre fluyendo a través del cuerpo hasta los dedos de la mano y el pie... Quizás sientas un hormigueo. Tus piernas también están flácidas... Siéntelas cada vez más pesadas y calientes a medida que la sangre fluye por ellas... Continúa respirando profundamente... Deja que la tensión se vaya y que tu cuerpo sea invadido por la comodidad y el calor. .. La habitación es sombría y tranquila... Tu mente está vacía de todo pensamiento... Te sientes en paz ... continúa inspirando y espirando ... Continúa sintiéndote relajado y tranquilo ... Cuando estés listo, toma conciencia lentamente de tu presencia en la habitación ... Abre lentamente los ojos ... continúa sintiéndote relajado y tranquilo ... Llévate contigo el calor y la comodidad ... Te sientes fresco y tranquilo.»

Para escuchar la cinta, elija un momento del día especialmente tranquilo y sin interrupciones. Conecte el contestador automático, apague la radio, la televisión e incluso el timbre del teléfono. De este modo, estará seguro de no ser molestado por ningún ruido extraño. Probablemente descubrirá que este ejercicio de relajación le calma y refresca a la vez. Es una terapia fácil y gratuita que puede combinar con otros tratamientos contra la depresión.

Sienta surgir sus espíritus

Cuando esté atrapado en las garras de la depresión, quizás le parezca que su salud –y vida– carece de esperanza. Pero recuerde que es una enfermedad tratable y, por ello, un episodio temporal en su vida.

Debe reconocer su enfermedad lo antes posible, y si no puede afrontarla en solitario, busque ayuda por todos los medios. Un terapeuta natural de cualquiera de las disciplinas holísticas puede ayudarle a superar la tristeza. Y una vez su depresión remita, podrá seguir con esas terapias naturales como defensa contra recaídas. Incluir la medicina natural en su plan general de salud le permitirá vivir una vida lo más sana y completa posible.

Bibliografía

Belloch, A.; Sandín, B. y Ramos, F. *Manual de Psicopatología*. Vol. II. Madrid. McGraw–Hill Interamericana de España, 2002.

Bernstein, D. A., Borkovec, T. D., *Entrenamiento en Relajación Progresiva*. Bilbao, Desclee, 1983.

Caballo,V. y cols. *Manual de psicopatología y trastornos psiquiátricos*. Ediciones Siglo XXI, 1995.

Carrobles, J.A.I. *Análisis y Modificación de Conducta II*. UNED, vols.1 y 2, 1983.

Cautela, J. R. y Groden, J. *Técnicas de Relajación*. Martínez Roca, S.A, 1986.

Castanyer, O. (1996): *La asertividad: expresión de una sana autoestima*. Bilbao: Editorial Descleé de Brouwer, S.A. 11ª Edición, 1999.

DSM IV *Manual diagnostico y estadístico de los trastornos mentales*. Edición española. Barcelona: Editorial Masson S.A., 1998.

Echeburua (Ed.), *Avances en el tratamiento psicológico de los trastornos de ansiedad* (pp. 97–114). Madrid. Pirámide.

Ellis, A. y Harper, R.A., *Psicoterapia Racional Emotiva*. Herrero Hermanos Sucesores, S.A., 1962.

Ellis, A, y Grieger, R., *Manual de Terapia Racional– Emotiva*, Vol. I. DDB, 1981.

Ellis, A. y Grieger, R., *Manual de Terapia Racional–Emotiva, Vol. II*. DDB, 1990.

Escalona, A., y Miguel–Tobal, J. J. *Ansiedad y rendimiento*. En J. J. Miguel–Tobal (Ed.), Psicología de la Ansiedad. Madrid: Facultad de Psicología UCM : Mimeo, 1992.

Héril, A. *Pensamiento positivo*. Gaia, 1998.

Hué García, C. *Pensamiento emocional*. Zaragoza: Mira Editores, 2007.

Labrador, F. J., Cruzado, J.A. y Muñoz, M. *Manual de técnicas de modificación y terapia de conducta*. Madrid: Editorial Pirámide, 1998.

Labrador, F.J., Echeburúa, E. y Becoña, E. *Guía para la elección de tratamientos psicológicos efectivos: hacia una nueva psicología clínica*. Madrid. Dykinson, 2000.

Lazarus. R. S y Folkman. S: *Estrés y procesos cognitivos*. Ed.Martínez Roca. Barcelona, 1986.

Martin Seligman. *El optimismo se adquiere*. Edit. Atlántida.

McKay, M., Davis, M. y Fanning, P. *Técnicas cognitivas para el tratamiento del estrés*. Barcelona: Martínez Roca, 1985.

Sandín, B. y Chorot, P. «Síndromes clínicos de la ansiedad.» En A. Belloch, B. Sandín y F. Ramos (Eds.), *Manual de psicopatología* (Vol. 2, pp. 81–112). Madrid: McGraw–Hill, 1995.

Smith, J. C (1992). *Entrenamiento cognitivo–conductual para la relajación progresiva*. Bilbao: DDB.

Valdes. M y Flores. T: *Psicobiología del estrés*. Ed. Martinez Roca. Barcelona, 1985.